どんな病気も「温めれば治る!」

石原結實

WANIBUNKO
30790

はじめに

野生の動物の世界には医師も看護師も病院も存在しないのに、心筋梗塞《こうそく》でしゃがみ込んでいるイタチや半身不髄でヨタヨタ歩いているキツネなどに出会ったことはありません。ましてや、寝たきりタヌキなどの話は聞いたことがありません。

彼らは病気やケガをすると、食物を食べない（絶食する）か、発熱して自分自身の体内に備わっている自然治癒力で治すからです。

「病気を治す」にあたって、とりわけ体熱は重要です。体温が1℃上昇すると免疫力が30％以上に増強するという研究報告がありますが、確かに免疫の中枢をになっている白血球の貪食《どんしょく》、殺菌力は発熱によって大いに促進されます。

この説でいけば、体を冷やすこと＝体温の低下は、免疫力を減弱させ、種々の病気を作ることは想像に難くありません。

事実、ガン細胞は35・0℃の体温で、一番増殖するとされています。逆に、39・3℃以上になると絶滅するのです。

医学大辞典には、日本人の腋下の体温の平均は36・8℃といまだに記されていますが、36・8℃の体温を持つ人など皆無で、若い人を中心に、ほとんどの日本人が低体温状態です。高くして36・2～3℃、ほとんどの人が35℃台ではないでしょうか。

この低体温こそ、免疫力を低下させ、ガン、膠原病《こうげんびょう》、感染症、アレルギー、肥満……など諸々の病気の原因、または誘因になっているわけです。よって、病気の予防、治療には、「体を温める」ことが、一番大切なことがわかります。

本書では、食事、運動、心の持ち方……など、日頃の生活習慣でいかにすれば体を温め、病気を防ぎ、病気を治せるかについて詳述いたしました。

本書をお読みくださった方が、健康を増進させ、病気とは無縁の生活を送られることを心よりお祈りいたします。

2003年10月

医学博士／イシハラクリニック院長　石原結實

どんな病気も「温めれば治る！」●目次

第5章 1週間で効果が出る症状・病気別温め方

35の症状・病気に効く温熱療法

編集協力――竹内恵子 カバーデザイン――斉藤よしのぶ
本文イラスト――岩沼まゆみ ＤＴＰ製作――ユーホー・クリエイト

第1章

なぜ「冷え」は体によくないのか

あなたの体温は平均以上？

体重を測るより体温を測ろう！

「現代人が毎日測定しなければならないのは、体重より体温です」

私は常々、患者さんにこういっています。なぜなら体温の変化、特に低下は、さまざまな病気の発生と関連しているからです。

私たちの体は、36・5〜37℃の体温の時、もっともよく働くようにできています。体がよく働くとは、健康であり免疫力も旺盛ということです。ところが、体温が36℃前半から35℃台になると、体のあちこちに不調を感じるようになります。

具体的に、体温の違いによってどんな状態になるのかを見てみましょう。

36・5℃——健康体で免疫力も旺盛。

36・0℃——震えることによって熱産生を増加させようとする。

35・5℃――この状態が恒常的に続くと、排泄《はいせつ》機能低下、自律神経失調症状、アレルギー症状が出現。
35℃――ガン細胞がもっとも増殖する体温。
34℃――おぼれた人を救出後、生命がもつかどうかギリギリの体温。
33℃――冬山で遭難《そうなん》し、凍死する前に幻覚症状が現れてくる体温。
30℃――意識消失。
29℃――瞳孔《どうこう》拡大。
27℃以下――死体の体温。

ふつう、体温が1℃上昇すると、脈拍は約10回多くなります。何かの病気で発熱すると、脈拍が速くなっていくことは、みなさんも経験していると思います。では、仮に脈拍が増加しているのに、体温が下がっていったとすればどうでしょう。グラフで考えるとわかりやすいのですが、脈拍を示す直線と、体温を示す直線は、ある一点で交叉《こうさ》することになります。ドイツ語では、これを「死の交叉（Toten Kreuz）」といい、その人が「確実に死ぬ」ことを表しています。生命にとって体温がいかに大切かが、ここからもおわかりいただけると思います。

「冷え」が病気の原因だった！

私たちの体は、体温が36・5℃であれば健康体で免疫力も旺盛なのに、35・5℃になると排泄機能の低下や自律神経失調症、アレルギー症状などが現れ、35℃ではガン細胞が増殖します。これは、低体温すなわち「冷え」が起こると、私たちの体にさまざまな「よくない症状」が現れることを意味します。

後で詳しく述べますが、低体温は、冷え性、むくみ、肥満、アレルギー、膠原《こうげん》病《びょう》、高脂血症、生理不順、生理痛、慢性疲労症候群、肺炎・気管支炎・肝炎などの感染症、痛風、糖尿病など、あらゆる病気を引き起こす原因となるのです。

ところが困ったことに、さまざまな年齢の患者さんの体温を測ってみると、老若男女の別なく、今の日本人のほとんどが低体温であることがわかりました。

特に30歳以下では、ヒトの平均体温とされる36・5℃の体温がある人は例外的で、ほとんどが36℃前後しかありません。なかには、35℃未満の人もいるほどです。こうした低体温化の傾向は、若い人ばかりでなく中高年にも増えています。これでは病気が多いのも当然です。

あらゆる病気は、体温の低下によって引き起こされるといっても過言ではありません。ガンの発症も、体温の低下と大いに関係があります。だからこそ、意識的に体を温め、体温を上げることが必要なのです。

体を温めることは難しいことではなく、ちょっとした毎日の習慣で可能です。できることから実行し、病気知らずの健康体を手に入れるためにも、まずは自分の体温がどのくらいあるか、測ってみることが大切です。

人間の体質は「陽」と「陰」に分けられる

陽性体質と陰性体質とは

漢方では、すべての事象は「陽」と「陰」に分けられると考えられています。「陽」とは、乾燥、熱、収縮などの性質を持ち、「陰」には、湿潤（水）、冷え、拡張などの性質があります。

表1　陰・陽の体質の特徴とかかりやすい病気

	陽性体質	陰性体質
特徴	男性に多い。ハゲ、暑がり、血圧高め、筋力あり、活発、便秘がち	女性に多い。白髪、冷え性、血圧低め、体力ない、朝弱く宵っぱり、下痢（または便秘）ぎみ
かかりやすい病気	高血圧、脳卒中、心筋梗塞、便秘、歯槽膿漏、痛風、脂肪肝、糖尿病、誇大妄想、欧米型ガン（肺・大腸・膵臓、前立腺など）	低血圧、貧血、むくみ、風邪、虫歯、肺炎、結核、胃炎、胃潰瘍、潰瘍性大腸炎、アレルギー、リウマチ、痛み（頭・首・肩・腰・膝など）、うつ、精神病、膠原病、バセドー病、胃ガン、乳ガン、卵巣ガン、子宮体ガン、白血病

人間の体質も「陽」と「陰」に分けられ、表1のように、それぞれにかかりやすい病気も異なります。一般に、男性は「陽」が強く、女性は「陰」が強いのですが、むろんこれには例外もあり、男性でも色白で長身、目が大きくて白髪になりやすい人は陰性、女性でもがっちりした筋肉質で赤ら顔の人は陽性です。

一般に陽性体質の人は、筋肉がよく発達しています。生まれつき筋肉が発達していると、首や手足が短く見えるため、いわゆる「ずんぐりむっくり」の体型になります。また、後天的に筋肉を鍛えた人も陽性です。

陽性体質の人は体が温かく、体がよく

動き、陽気で食欲も旺盛なので、元気いっぱいです。食べすぎると脳梗塞《こうそく》、心筋梗塞、ガンなど欧米型の病気にかかり、早死にするケースも少なくありません。

一方、陰性体質の人は筋肉が少なく、体には脂肪か水分が多く、体が冷えています。かかりやすい病気としては、頭痛、めまい、耳鳴り、動悸、息切れなどの不定愁訴《ふていしゅうそ》や、低血圧、貧血のほか、胃炎、むくみ、アレルギー、リウマチ、うつなどが挙げられます。日本人の場合、この陰性体質（低体温）の人が多く、陽性体質の人はまれです。

いずれの体質にせよ、陽性・陰性のどちらかに偏りすぎると病気を生むことになるので、病気の治療や予防のためには、自分の体質を陽性と陰性の中間である「間性」にもっていくようにすることが肝心です。

自分の体質を知るチェックテスト

ところで、あなたは陽性体質（暑がり）でしょうか。それとも陰性体質（冷え性・寒がり）でしょうか。ここで、どちらなのかチェックしておきましょう。

表2は、自分の体質を知るためのチェックテストです。まず、「身長」から

表2　体質チェックテスト

※A、B、Cから自分に当てはまるものを選び、本文を参照して点数の総和を出してみましょう。

	A	B	C
1 身長	中程度〜低い	中程度	長身
2 肉づき	固太り	どちらともいえない	やわらかい
3 姿勢	背筋まっすぐ	どちらともいえない	猫背
4 顔つき	丸顔	どちらともいえない	面長
5 髪の毛	うすい(ハゲ)	年齢相応	多い(歳とると白髪)
6 首	太くて短い	どちらともいえない	細くて長い
7 目	細くて一重瞼	二重で細いか一重で大きい	大きくて二重瞼
8 肌の色	赤〜褐色	白くも黒くもない	色白〜青白い
9 声	太くて張りがある	どちらともいえない	小さい、かすれる
10 話し方	速くて攻撃的	どちらともいえない	ゆっくりとして穏やか
11 行動	速くて力強い	どちらともいえない	ゆっくりとして弱々しい
12 性格	積極的、自信満々、楽天的、明るい	どちらともいえない	消極的、自信がない、悲観的、暗い
13 体温	高め	36.5℃前後	低め
14 脈拍	速い	中程度	弱い
15 血圧	高め	正常範囲内	低め
16 食欲	大いにある	ふつう	あまりない
17 大便	太くて硬い	ふつう	軟便か細くて便秘ぎみ
18 尿	濃い	黄色	薄くて透明に近い
19 尿の回数	1日5〜6回	1日7回前後	1日8回以上または4回以下

「尿の回数」までの19項目について、A、B、Cから自分に当てはまるものを選んでみてください。

すべて選んだら、Aの場合はプラス1点、Bの場合は0点、Cの場合はマイナス1点として、点数を総和します。

その結果がプラス11点以上なら「強い陽性体質」、プラス4〜10点なら「陽性体質」、マイナス3〜プラス3点は「間性体質（ちょうどよい）」、マイナス4〜マイナス10点は「陰性体質」、マイナス11点以下は「強い陰性体質」です。

こんなにある！「冷え」の弊害

冷えは万病のもと

「風邪は万病のもと」といわれます。また、風邪のことを英語で「Cold（冷え）」といいます。つまり、「冷えは万病のもと」といい換えてもいいわけです。

その風邪に効く漢方薬のひとつに「葛根湯《かっこんとう》」があります。葛根湯は、葛根（葛《くず》の根）、麻黄《まおう》、生姜《しょうが》、大棗《たいそう》、芍薬《しゃくやく》、桂枝《けいし》、甘草《かんぞう》など、体を温める成分から構成されており、服用後20分もすると体が温まり、汗がにじみ出てきて、肩こりや頭痛がとれて気分もよくなります。

また、下痢や湿疹、ジンマシンなどにも効を奏することがよくあります。

漢方の専門書には、葛根湯の効く病名として、風邪のほかに、気管支炎、肺炎、扁桃炎《へんとうえん》、結膜炎、涙のう炎、耳下腺炎、口内炎、乳腺炎、中耳炎、蓄膿症、ハシカ、水痘、頸部リンパ節炎、肩こり、五十肩、リウマチ、湿疹、ジンマシン、化膿性皮膚炎、高血圧、赤痢、夜尿症などが書かれています。

つまり、体を温めれば、これほど多くの病気が治るということです。健康のポイントは「体を温める」ことなのです。

ヒトは冷えに弱く生まれついている

ヒトは、動物のような体毛がないことなどから、もともと熱帯に発生したと推測されています。このことから、人間には暑さに耐えるための体温調節器官はあるが、寒さに対する特別な機能はなく、そのため「冷え」に弱く、冷えるとさまざまな病気にかかりやすい、と考えられるわけです。

たとえば、冬には風邪や肺炎、脳卒中や心筋梗塞《こうそく》、高血圧などの循環器疾患が多くなります。それ以外でも、ガン、腎臓病、糖尿病、膠原病など、ほとんどの病気での死亡率が、寒い時期に上昇します。

また、外気温や体温が1日中で一番低くなる午前3〜5時には、人の死亡率が一番高くなります。喘息《ぜんそく》の発作やアトピー性皮膚炎のかゆみがひどくなるのも、この時間帯です。これは、平常の体温下で代謝・燃焼されていた栄養物質や老廃物の処理がうまくいかなくなり、血液内に余剰物や老廃物が作られて血液を汚すからです。

さらに、健康な人でも、朝目覚めてから1〜2時間は体が重かったり、ボーッとしたり、気分が沈みがちになったりして、何となく調子が出ないことがあるでしょう。低血圧の人やうつ病の人では、それらがさらに顕著になります。しかし、午後になるとだんだん調子が出てきて、日が暗くなる頃からますます元気になり、「宵っぱりの朝寝坊」という人も少なくありません。

こうした現象には、すべて体温の変化が大きく関係しています。明け方にもっとも低くなった体温は、午後5時頃まで徐々に上昇し続けます。ふつう、私たちの体温が一番高くなるのは、午後2時から8時頃までで、1日の最低体温と最高体温の差は1℃くらいにもなります。

私たちの体は、一種の「熱機関」として働いているのですから、体温は人間の健康や生命にとって、きわめて重要な要素といえるのです。

冷えはガンまでも引き起こす

みなさんは、生まれたてのヒトがなぜ「赤ちゃん」と呼ばれるかご存じですか。生まれたての赤ん坊は、赤血球が多く体熱も高く、体表面が赤いため「赤ちゃん」というのです。それがだんだん歳をとってくると、白髪が増え、白内障などを患《わずら》い、皮膚に白斑が出てきたりと「白」が目立つようになり、やがて死を迎えます。

雪の色が白いように、「白」とは「冷える色」です。地球上の物体は、水を冷凍庫に入れれば氷になり、寒いところでは手がかじかむように、冷やすとすべて硬くなります。

これは人間の体も同じです。赤ちゃんは体温が高いので肌も体も柔らかいですが、歳をとってくると肌はガサガサと硬くなるし、立ち居振る舞いもぎこちなくなり、体全体が硬くなってきます。

その原因は、体温の低下です。皮膚や筋肉や骨が硬いのに、内臓だけが柔らかいということはありません。動作が硬くなってくると内臓もだんだん硬くなり、動脈硬化や心筋梗塞・脳梗塞などの「硬（梗）い」病気が増えてくるわけです。

ガンも例外ではありません。ガンは漢字で「癌」と書きますが、「疒（やまいだれ）」の中の「嵒」は岩という意味で、癌は「硬い病気」であることを表しているのです。確かに、乳ガンや皮膚ガンをはじめ、外からでも触診できるリンパ節のガンなどは、患部が石のように硬くなっています。

心臓と脾臓にガンができない理由

「冷え」が要因のひとつであるガンは、頭のテッペンから足の爪先までどこにでも発生する可能性がありますが、「心臓ガン」と「脾臓《ひぞう》ガン」というのは、聞いたことがありません。それはなぜでしょうか。

四六時中休みなく動いている心臓は、発熱量が多い臓器です。人間の心臓の重さは体重の約0・5％程度しかありませんが、心臓で作り出される熱の量は、体全体が作る「体熱」の約11％も占めています。

脾臓は、胃の左後方にある約100gの臓器で、リンパ球や単球（マクロファージ）など白血球の生産を行なっていますが、何といっても特徴的なのは、赤血球を貯蔵しているという点で、その色は赤く、温度も高い臓器です。

このことから、心臓と脾臓は体の中でも体温が高いところなので、「冷え」の病気であるガンにはならないのだと考えられます。

逆に、ガンになりやすい臓器は、胃や大腸、食道、子宮、卵巣、肺といった「管腔《かんくう》臓器」です。これらは、細胞が周囲にしか存在せず、内部は中空になっているので、臓器全体としては温度が低い臓器です。

そのうえ口や肛門などによって、体内より常に温度が低い外界と通じているので、さらに温度が下がります。

日本人のガンによる死者数は、1975年には13万6000人でした。その後、ガンの治療法は手術、放射線療法、化学療法、免疫療法などで長足の進歩を遂げたといわれながらも、ガンの死者数はうなぎ登りに増えており、２００１年には30万人を超えました。

なぜ、日本ではガンによる死者が多いのでしょうか。答えは、「日本人の体温が年々低下しているから」にほかなりません。

温める治療がガンをやっつける

ガンが熱に弱いことは、疫学調査や諸々のエピソードで立証されています。

古くは１８６６年に、ドイツの医学博士が、「丹毒《たんどく》（化膿性連鎖球菌などの感染で起こる皮膚や粘膜の急性炎症。「丹」は赤い色の意味）や肺炎などの感染症で高熱が長く続くと、ガンが治る患者がいる」との研究論文を発表しました。

１９００年代初頭には、ニューヨーク記念病院の整形外科医が多くの論文を調査し、「手術不能の悪性腫瘍の患者で、丹毒に感染した38人のうち20人が完治した」という事実を発見しました。

そして、連鎖球菌などから抽出した混合毒素を手術不能のガン患者３１２人に投与して発熱させたところ、１３４例に有効だったことを確かめています。

日本でも１９７８年に、国立予防衛生研究所（現・国立感染症研究所）から、「人間の子宮ガン細胞を取り出し、32～43℃の間で温度変化を与えて正常細胞と比較してみると、39・6℃以上にした場合、ガン細胞は10日くらいで全滅したが、正常細胞は痛手を受けなかった」という実験結果が発表されました。

こうした事実を踏まえて、現代医学でも、ガンに対するハイパーサーミア（Hyperthermia＝温熱療法、加温療法）が行なわれるようになっています。

局所の温熱療法は、メラノーマ（皮膚ガン）や骨や筋肉の腫瘍に対して行なわれ、超音波、マイクロ・ウエーブ、高周波などの電波を用いてガンの部位を42～44℃で40～60分間、週に1～2回の間隔で計5～10回加温する方法です。

全身の温熱療法は、転移している進行ガンに対して全身温を41・5～42℃にして2～10時間保ち、1～2週間おきに2～5回加温するもの。加温方法としては、温水浴や体外循環による血液加温があります。

温熱療法は放射線療法と併用されることが多く、皮膚ガンなど体表に現れる腫瘍には70％以上の効果が確かめられています。

このように、西洋医学が手を焼いているガンも熱には弱いのです。裏を返せば、「冷え」がガンの大きな原因になっていると推測される、ということです。

死因トップ3の共通点は「冷え」

日本人の毎年の総死亡数は約90万人で、死因の順序は、1位がガン（約30万人）、2位が心筋梗塞（約15万人）、3位が脳卒中・脳梗塞（約13万人）です。以下、4位が肺炎、5位が事故、6位が自殺、7位が老衰、8位が腎不全（腎硬化症）、9位が肝硬変、10位が糖尿病となっています。

1位のガンから3位の脳卒中（脳梗塞）までは、「硬くなる病気＝冷えの病気」ですし、肺炎による死亡も冬に圧倒的に多いことを考えると、これも「冷え」が密接に関連している病気と考えられます。

肺炎や血管病など、明らかに寒さに影響される病気以外でも、ガンをはじめ腎臓病、糖尿病など、ほとんどの病気の死亡数は冬に多いものです。このことからも、「寒さ＝冷え」が、いかに人間の健康に大敵かがわかります。

体熱はこうして生まれる

食物がエネルギーとなり体温を維持している

ここまで、体温低下がさまざまな病気を引き起こすことを述べてきました。
ところで、私たちの体を温めている「熱」とは、どこから生まれているのでしょうか。

そのもとは、もちろん食べ物です。熱は、私たちが口に入れた食物の化学エネルギーが、体内で変化することによって産生されています。

私たちは、糖質の大部分をデンプンとして摂取し、唾液や膵液《すいえき》中のアミラーゼによって、二糖類の麦芽糖まで分解しています。また、糖質はショ糖（砂糖）や乳糖などとしても摂取されます。麦芽類、ショ糖、乳糖などは、それぞれブドウ糖に分解されて、小腸から血液内に入っていきます。

食物中のタンパク質は、胃液のペプシン、膵液のトリプシンなどによってアミノ酸にまで分解され、小腸から血液に吸収されます。

脂肪（中性脂肪）は、胆汁酸塩《たんじゅうさんえん》や膵液中のリパーゼという物質によって、脂肪酸とモノグリセリドにまで分解されます。これらは小腸からリンパ管内に入り、脂肪組織に蓄積され、必要な時に血液中に脂肪酸として出て行き、アルブミンというタンパク質と結合して遊離脂肪酸となり、体内のあちこちの組織に運ばれてエネルギー源となります。

こうして体内に取り込まれた糖、アミノ酸、遊離脂肪酸などのエネルギー基質は、各細胞の中にあるミトコンドリアという小器官へ行き、その中のクエン酸回路で酸化されてエネルギーを産生します。そして、このエネルギーは、骨格筋の収縮や生体の働きの維持に利用されます。このような体内の各細胞・組織・器官の働きの結果、熱が生み出され、体温維持のために働くことになるのです。

熱は体のどこから生まれるの？

では「体熱」は体のどの部位から生み出されるのでしょうか。次に示すのは、安静時の部位別産熱量です。

骨格筋　約22%　　肝臓　約20%　　脳　約18%
心臓　約11%　　腎臓　約7%　　皮膚　約5%
その他　約17%　　=計100%

このように、安静時の部位別産熱量は、体重の半分もの重量がある骨格筋が一番多くなっています。

しかし、体重の0・5%ほどしかない心臓も約11%を占めており、いかに心臓の産熱量が大きいかがわかります。肝臓も、体重の2%以下の重量しかありませんが、産熱量は20%にも及びます。

なお、安静時ではなく、体を動かした時の筋肉からの産熱量の割合は、筋肉質の人の場合では80%近くまで上昇します。

このことから、体温を上昇させ、冷えを改善し、病気を予防するには、筋肉運動がいかに大切かが推測できます。

「冷え」はこうして起きている

体を冷やす6つの原因とは？

私たちの体には、もともと熱を産生するメカニズムが備わっているのに、なぜ、現代人の体温は下がっているのでしょうか。

結論からいうと、「体温低下＝冷え」の原因は、次の6つに大別されます。

①下半身の筋肉不足
②ストレスによる血行不良
③冷房の悪影響
④間違った入浴法
⑤薬の飲みすぎ
⑥体を冷やしてしまう食べ物・食べ方

あなたにもいくつか心当たりがあるはずです。以下に、「冷え」の6つの原因について説明します。

原因① 下半身を動かさないと体は冷える

運動をすると体が熱くなり、発汗が促されることは周知の事実。逆にいえば、運動不足、つまり筋肉運動の不足が、産熱量の低下をもたらすことになります。特に、人間の筋肉の70％以上は腰より下に存在しているので、よく歩くことや、下肢を使うスポーツをすることが大切です。

足の裏は「第2の心臓」ともいわれますし、下肢の運動によって筋肉の収縮と弛緩《しかん》が十分に行なわれれば、血液の心臓への還流もよくなります。その結果、全身の血流がよくなって、体の全細胞・組織の代謝が促進されて体熱が上昇します。

車に頼りがちな現代人にとって、下肢を使った運動は、体温を上昇させるためにとても大切なことなのです。逆に、下肢を動かさないと体が冷えてくることになります。

原因② ストレスによる血行不良で体温は低下する

現代社会はストレス社会でもあります。仕事に追われ、人間関係で神経をすり減らし、ろくに休養もとらない状態が長く続くと、「緊張のホルモン」であるアドレナリンやノルアドレナリンの分泌が高まって、血管が収縮し、血行が悪くなり、やがて体温が低下してきます。

ただし、30ページの数字からもわかるように、脳からの産熱量はかなり多いので、何も考えないボーッとした状態では、逆に脳の血流が悪くなり、脳での産熱量が低下して、体温の低下をまねくことにもなります。ほどほどの緊張はあったほうがいいといえそうです。

頭脳労働者には、ほとんど肉体運動をしていないのに、長生きしている人が少なくありません。これは脳細胞の活動による産熱量の促進が一因と考えられます。

原因③ 「夏型の暮らし」と冷房の悪影響

夏になると、アイスクリームやビール、冷麦など、体を冷やす食べ物を多くとり暑さを乗り切ろうとするのが、先祖から伝わる私たちの生活の知恵でした。また、人間の体は夏になると、暑さをしのぐため基礎代謝が低下し、熱を産生しにくい状態になります。つまり、私たちの体には、暑い季節には体を冷やすための生理や生活習慣が備わっているわけです。

ところが今では、冬でも暖かい室内で冷たい食べ物や飲み物をとる生活が当たり前。いわば、一年中「夏型の暮らし」をすることで体を冷やしてしまっています。そこに夏はききすぎのクーラーが加わって、体の「冷え」に拍車をかけます。現代人に体温低下が起こるのも、当然といえるでしょう。

原因④ シャワー入浴が「冷え」をまねく

最近の若い人は、シャワーだけで入浴をすませることが多いようです。年配の方でも、夏はシャワーだけという人が増えています。これも低体温化の一因です。

湯舟にきちんと入る入浴は、全身の血行をよくして、臓器や細胞の新陳代謝を促進して、体熱を上昇させます。

また、発汗や排尿を促して、冷えの一因となる体内の余分な水分を排泄させ、さらなる体温上昇をもたらしてくれます。

入浴は、ただ体の汚れを落とすためのものではありません。湯舟にしっかりとつかり、体を温めることが大切です。

原因⑤　薬の飲みすぎが「冷え」による病気の下地に

薬、つまり化学薬品（甲状腺ホルモン剤を除く）は、ほとんどが体を冷やすと考えていいでしょう。たとえば、リウマチをはじめとする痛みには、鎮痛剤が処方されるのがふつうですし、それによって痛みは一時的に軽減されます。

しかし、鎮痛剤は鎮痛解熱剤ともいわれるように、ほとんどに体を冷やす作用があるので、「冷え」による次の痛みを準備しているようなものです。

その点、漢方のリウマチの薬である桂枝加朮附湯《けいしかじゅつぶとう》は、発汗・利尿を促して体内の水分を追い出し、体を温めるものなので、理にかなったものといえます。

鎮痛・解熱剤に限らず、ほとんどの薬は体を冷やします。それは、薬の副作用によって時として生ずる薬疹《やくしん》（ジンマシン、湿疹）や、嘔吐《おうと》などを考えればわかります。薬疹や嘔吐は、薬で体が冷えるので、余分な水分を体外へ排泄し、体を温めようとするための反応です。

高血圧や肝臓病、高脂血症、膠原病などのため、ただ漠然と長期に化学薬品を服用すると、体を冷やしてしまいます。そして、それが、さまざまな病気の下地になることもあるのです。

原因⑥ 食べ物・食べ方の間違いで体が冷える

食べ物・食べ方を誤ると、体温は下がります。これには、大きく分けて次の4つの原因があります。

I・食べすぎ

食べすぎると、とたんに眠くなったり、疲れがどっと出たりすることがあるでしょう。反対に、飲まず食わずで仕事などに夢中になっている時は、頭も冴え、体の疲れもさほど感じずに頑張れることが多いのに、食べると急に心身ともに疲れが出てくることは、多くの人が経験ずみだと思います。

なぜそうなるかというと、食物を消化するために胃腸の壁に多量の血液が運ばれ、その結果、脳や筋肉の血液量が少なくなるからです。

私たちの臓器は、血液が運んでくる栄養、酸素、水、白血球、免疫物質などによって養われています。血液の配給が少ないと、これらのものが不足がちになるので病気が発生しやすいし、逆に血液の配給がよくなれば病気は治りやすくなります。

体内に流れている血液の量は一定ですから、食べすぎれば胃腸に血液が集まるぶん、他の臓器への血液供給量は少なくなります。

熱を作り出す骨格筋、脳、心臓の筋肉も同様です。その結果、体熱が低下し、さまざまな病気を誘発する要因になります。

逆に、少食にしたり断食したりすると、胃腸への血流が少なくなり、ほかの臓器への血液供給が比較的多くなるため、病気が治りやすくなります。

Ⅱ・体を冷やす食べ物を多くとる

栄養学では、タンパク質やビタミン、ミネラルを多く含む食べ物が、「栄養豊富で健康にいい食べ物」とされています。また、栄養学では食物を燃やした時に生じる熱量で、その食物の持つカロリー量を決めています。

一方、漢方医学では２０００年も前から、食べると体を温める食物を「陽性食品」、逆に体を冷やす食物を「陰性食品」として、病気の治療や健康の増進に利用してきました。食べ物の性質の中には、カロリーだけでは説明できないものがあるということです。

この点から現代の日本人の食生活を見ると、体を冷やす食べ物をとりすぎているきらいがあります。

体を冷やす食べ物は、次のように分けられます。

●水分の多い食べ物――水、酢、お茶、コーヒー、コーラ、ジュース、牛乳、ビールなど。

●南方産の食べ物――バナナ、パイナップル、ミカン、レモン、メロン、トマト、キュウリ、スイカ、カレー、コーヒー、緑茶など。

これについては79～82ページで詳しく説明します。

元来、これらのものを食べるのは、南方に住む人たち。南方産の食べ物は、毎日暑くて仕方がない人たちの体を冷やすようにできているわけです。

●白っぽい食べ物――白砂糖、化学調味料、化学薬品など。

雪を見て誰も温かそうだとは思わないし、青白い顔をした人が冷え性であるように、青白色の外観をした食べ物は体を冷やします。

●柔らかい食べ物——パン、バター、マヨネーズ、クリームなど。

これらは水分か油を多く含んでいます。水も油も、体を冷やす性質があります。

●生野菜——生野菜は、白っぽくて水分を多く含むので体を冷やします。

昔の日本では、生野菜のサラダを食べる習慣はほとんどなく、野菜は煮たり焼いたり炒めたり、発酵させて漬け物にしたりして食べていました。つまり、温めて食べる工夫をしていたのです。

また、パン、バター、マヨネーズなど西洋で生まれた食べ物も、昔の日本人はほとんど食べなかったし、バナナやパイナップルなど南方産の果物は高価すぎて手が出ませんでした。水分も、清涼飲料水といえば夏のラムネくらいしかなく、今のように自動販売機がどこにでもあって、いつでも飲めるという状態ではありませんでした。

こうした食生活の変化も、「体の冷え＝低体温」をまねく原因です。現代人は総じて、体を冷やす食べ物をとりすぎている、といえます。

Ⅲ・塩分制限の悪影響

東北地方の人々が、塩からい食物を伝統的に食べてきたというのは、何百年以上も続く先祖の知恵です。塩は体を温めます。現代のように暖房が発達していなかった時代、東北の厳寒の冬を乗り切るには、体を温める塩が必要だったのです。

「でも、東北の人々は、塩分のとりすぎによる高血圧や脳卒中がほかの地域より多く、平均寿命も少し短いじゃないか」という反論が聞こえてきそうです。

確かにそれは事実ですが、その原因は塩分だけではなく、冬場の運動不足や野菜の摂取不足も、大いに関係していたと考えられます。

もし、東北地方の人々が、塩分の濃い食物を食べていなかったら、脳卒中で倒れる何十年も前に、冷えからくる肺炎や結核、リウマチ、下痢、膠原病、精神疾患などによって、早死にしていたに違いありません。より暖かい関西が薄い味で、比較的寒い関東が濃い味になるのも、この理屈からいって当然なのです。

現在、塩分制限のおかげで脳出血による死者が減っているのは事実ですが、一方で脳梗塞(血栓)が増えている点は看過できません。脳梗塞は自然医学的にいえば「硬くなる病気」であり、「冷えの病気」です。つまり、塩分不足の病気ともいえます。

また、図1からも明らかなように、塩分制限が進んでいる今も、高血圧の患者

図1　高血圧症の受療率の年次推移

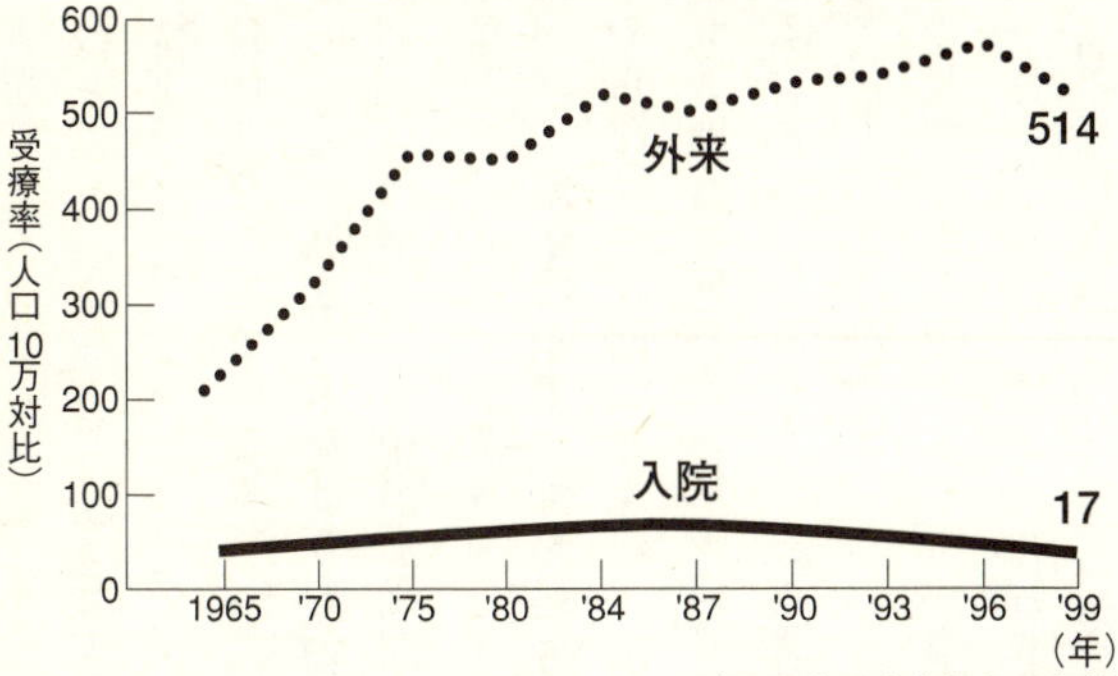

（厚生労働省「患者調査」）

数は増えています。もし、塩分がすべての病気の元凶であるとするなら、この事実をどう説明すればいいのでしょう。

もともと、体を温める食品にはナトリウム（Na）が多く含まれています。ナトリウムの代表が塩（NaCl）です。仮に塩分が体に悪いとするなら、それは化学的合成塩の「食塩」が問題なのであって、体に必要な鉄、亜鉛、マグネシウムなど約百種類のミネラルを含む「自然塩」は、健康にいいことはあっても悪いことは絶対にない、といっていいでしょう。

それでも塩分が怖いという人は、発汗や排尿を促進させて、体内の水分とともにナトリウムを排出すればいいのです。

Ⅳ・水分のとりすぎ

今、ほとんどの医学者や栄養学者は、「1日1ℓ以上の水を飲みましょう」、「夜間に排尿したら、失われた水分と同じくらいの量の水を飲みなさい」と、水分の多量摂取を勧めています。

しかし、心の底から水を飲みたい人はいいとしても、飲みたくない人に強制するのは、漢方医学的には相当な疑問が残ります。

たとえば、次のような例を考えてみてください。雨が降らなければ作物は育ちませんが、大雨が降って洪水が起きると、作物は壊滅することがあります。植木は水をやらなければ枯れますが、水をやりすぎると根腐れします。

私たち人間も、体外の大気中に水分（湿気）が多くなって不快指数が上がると、心身ともに不調になります。このように、生命にとって大切な水も、多すぎると害になることもあるのです。

図2を見てください。子どもが寝冷えをすると、下痢（水様便）することがよくありますし、冷房がきいた部屋に入ると頭痛がする人もいます。雨（水）が降ると腰痛や神経痛がひどくなったりもするように、「冷え」と「水」と「痛み」

図2 「冷え」「水」「痛み」の三角関係

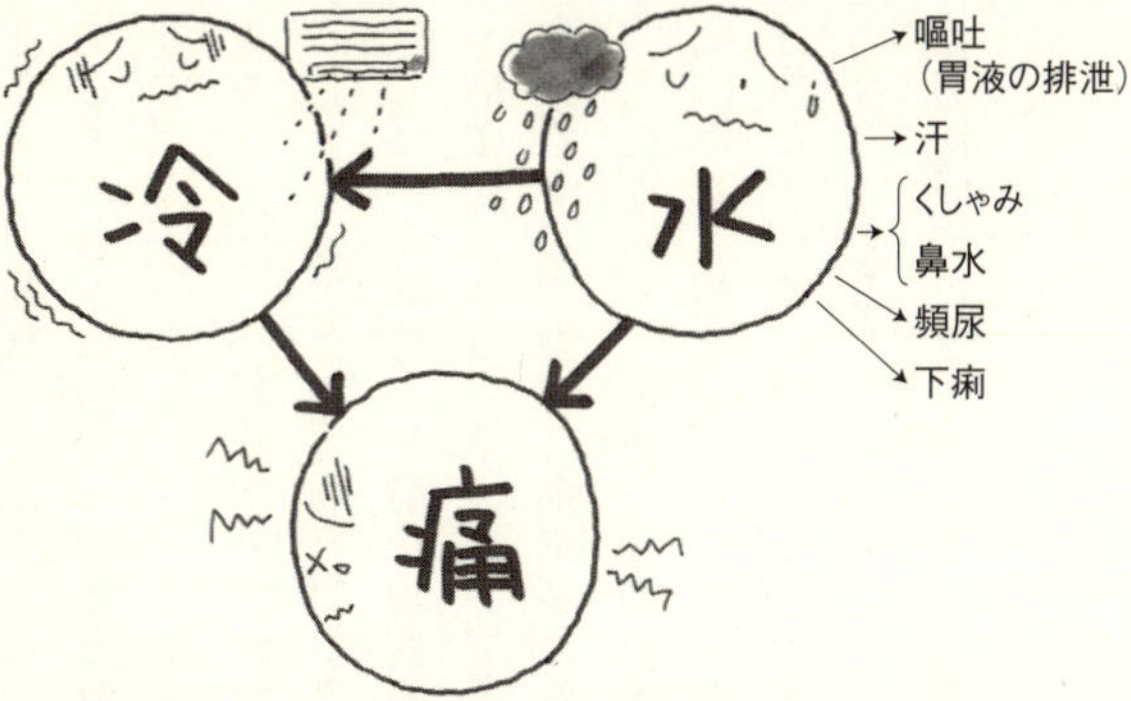

とは、お互いに関連し合っているのです。

雨に濡れると体が冷えるように、水は体を冷やします。そのため私たちの体は、冷えると「病気にならないように」、または「病気を治そうとして」、冷えの一因である体内の余分な水分を、体外に排泄して体を温めようとします。

寝冷えすると下痢をする、冷えて風邪をひくと鼻水やくしゃみが出る、偏頭痛持ちの人がひどくなると嘔吐《おうと》する、大病すると寝汗をかく、老人が夜間頻尿になるなども、すべて体内の余分な水分を捨てて体を温め、何とか病気を治そうとする反応と考えていいでしょう。

このように体内に余分な水分がたま

り、排泄できない状態を、漢方では「水毒《すいどく》」といいます。めまい、耳鳴りなどの症状があるメニエル症候群や、うっ血性心不全の諸症状などは、漢方でいうと水毒症状です。

リウマチの人に、「お茶や果物が大好きでしょう」と尋ねると、異口同音に、「どうしてわかるのですか。どちらも大好きです」との答えが返ってきます。

お茶は、ビタミンCや抗酸化物質のカテキンを多く含み、果物もビタミンやミネラルや酵素類が豊富なので、ある意味では健康食品なのですが、お茶の99・6％は水分ですし、果物も水菓子の異名があるように、90％以上は水分でできています。したがって、あまり体を動かさない人がお茶や果物ばかりとっていると水分過剰になり、体を冷やして痛みの病気になりやすいのです。

水分は体にとって一番大切なものではありますが、それは尿や汗で存分に排泄できた場合にいえることであり、体内にたまると水毒という「毒」にすらなることを、漢方医学では2000年も前から指摘してきたのです。

あなたの「冷えタイプ」をチェック！

「冷え」は6つのタイプに分かれる

現代人の80％以上が冷え性である、という説を提唱している学者がいます。「全身が冷えている」と自覚している人はともかく、上半身がのぼせる、手足がほてるという人は、「自分は暑がり」と思っており、冷え性とは無縁だと固く信じている人が多いようです。

しかし、このように上半身がのぼせる人、手足のほてる人も、間違いなく冷え性です。なぜなら、「上半身がのぼせる人」は、「下半身が冷えている人」だからです。

ちなみに漢方医学では、下半身に生命の基本があると考えられています。ほてりも、体内の熱が表面に逃げて起こるもので、表面は熱く感じても、肝心の体の芯は冷えています。

特に女性は、男性より筋肉の量が少ないことや、水太り・脂肪太りの人が多いことなどから、男性より体温が低く、冷え性の人が多いものです。そもそも「女性らしさ」をもたらすエストロゲンなどの女性ホルモンには、体を冷やす作用があるのです。

ともかく、現代人の体は冷えやすい状況にあり、それがさまざまな症状の原因になっています。その「冷え」症の現れ方は、以下のように6つのタイプに分類できます。

①「全身冷え」タイプ
②「下半身冷え」タイプ
③「体表の血行不良」タイプ
④「冷え・のぼせ」タイプ
⑤「水分過多冷え」タイプ
⑥「気冷《きび》え」タイプ

以下で、それぞれのタイプの特徴や傾向について詳しくお話ししていきます。

①「全身冷え」タイプ

全身が冷えるということは、全身の臓器代謝が落ちていることを意味します。なぜなら、すべての臓器は「熱」でもってその働きが営まれているからです。したがって、全身が冷える人は体温も低く、湯冷めもしやすいし、「冷え」の代表疾患である風邪にかかりやすくなります。当然、消化器の働きも衰えているので、食欲不振や、食後眠くなるといった症状も表れてきます。

全身が冷えている人には、赤血球の数が少ない（＝貧血傾向にある）ケースが多いようです。赤は「温める色」ですので、冷え性の人は赤、つまり「赤血球」が不足しがちだともいえます。これが貧血です。

赤血球は、肺に吸い込まれた酸素を全身に運んでくれるのですから、貧血になると動悸、息切れ（息が上がる）が起こりやすくなります。また、冷え性の人は、「冷え」の色である色白の傾向があり、白髪にもなりやすいといえます。

②「下半身冷え」タイプ

このタイプには、精力減退や糖尿病、腎臓病、高血圧などが多く見られます。

脳や心臓などの高等臓器は上半身に存在しますが、食物を吸収して排泄したり、成長して子孫を増やしていくというような、生命を永らえていくのに一番大切な基本的な臓器（腸、腎臓、膀胱、生殖器など）は、ヘソより下に存在します。

老化は下半身から、といわれるように、生命にとって重要なのは下半身です。この下半身が冷えて血行が悪くなると、臓器の働きが低下して老化も早まりますし、セックスも弱くなり、「生命」の存続そのものが危うくなってきます。

このように、腎臓・膀胱《ぼうこう》・睾丸・ペニス・子宮・卵巣など、泌尿・生殖器も含めた「生命力」そのものが落ちた状態を、漢方では「腎虚《じんきょ》」といいます。

③「体表の血行不良」タイプ

前にも述べましたが、全身のあらゆる臓器は、血液が運ぶタンパク・脂肪・糖分・ビタミン・ミネラルなどの栄養素や、水分、酸素によって生きており、それぞれの働きを遂行しています。

皮膚も、もちろん同様です。皮膚、つまり体表への血行が悪いこのタイプの人には、乾燥肌、肌荒れ、ささくれ、目のクマ、抜け毛、爪の割れなどが生じます。

④「冷え・のぼせ」タイプ

顔のてかり（のぼせ）、しゃっくり、イライラは、下から突き上げてくる症状です。口内炎も便秘も同様です。胃腸が本来の働きどおり下に向かって動けば、便秘にもならないし、口内炎もできないわけです。

ヘソより下の下半身が冷えると、大腸の働き（大便を押し出す力）が低下し、熱や「気」が上に向かい、便秘や口内炎になると考えられます。

漢方医学では、これを「昇症《しょうしょう》」といいます。イライラからくる不眠、肩こり、鼻血、生理不順（生理も月経血を下に降ろす現象）も昇症の一種で、「冷え・のぼせ」タイプに多い症状です。

⑤「水分過多冷え」タイプ

42ページで述べた「冷・水・痛」の三角関係から明らかなように、体が冷えると水分の代謝が悪くなり、体内に水分がたまります。冷えると発汗が少なくなり、尿を作って排泄する働きのある腎機能も落ち、呼気や皮膚から出ていく水分（不感蒸泄《じょうせつ》）も少なくなり、体内のくぼみや膨《ふく》らみ（胃腸、副鼻腔《ふくびくう》、肺胞、皮下など）

に水分がたまるのです。

このタイプは、水分を排泄しようとする反応や、「冷え」と水分過多がまねく痛みや代謝低下をきたしやすく、下痢、動悸、頻脈、ぜん息、アトピー性皮膚炎などになりやすいと考えられます。

⑥「気冷え」タイプ

11月から3月の間は、「うつ病」を病む人が多くなる時期です。これは「季節うつ病」といわれるのですが、この病気の人は暑い夏の盛りの8月には、心身ともに調子がよくなるものです。「うつ病」は、「心の風邪」といわれているように、やはり「冷え」の病気なのです。

気の病、つまり倦怠感、食欲不振、不眠症、自律神経失調症などの精神疾患は、寒い地方の人々のほうが、温暖な地域の人々よりかかりやすいといわれます。やはり、「冷え」が精神疾患の大きな原因と考えていいでしょう。

体を温めるだけでこんなにラクになる！

数え切れない病気をかかえて来院した患者さん

東京の私のクリニックへ、母親と一緒に訪ねてきた30歳のAさん（女性）は、現代医学でいうと、まったく何の脈絡もないように見える種々の症状に長年悩まされていました。

極端な便秘なので下剤を使うと、激しい腹痛が起きて下痢をする。1時間ごとに尿意があるのに、尿の出が悪い。寝汗をかいて、一晩でパジャマがぐっしょりと濡れる。頭重感と頭痛があり、ひどくなると嘔吐する。立ちくらみ、めまい、耳鳴りが1年中あり、いつも不快感がある。不眠には7〜8年も悩まされ、睡眠薬で眠っても怖い夢を見る。疲れ目がひどく、体が冷えると目の奥が痛くて目がかすむ。起床時には手足がしびれ、歩き出す時にはかかとが痛い。湿疹が全身に出る。そしてとにかく全身が冷え、関節痛や微熱もある、という状態でした。

こうした症状を現代医学の立場から考えると、消化器科（便秘）、泌尿器科（頻尿）、脳神経外科（頭痛）、耳鼻科（耳鳴り）、精神科または内科（不眠）、眼科（眼の痛み、かすみ）、整形外科または内科（全身関節痛）、皮膚科（湿疹）にかかる必要があります。寝汗と微熱を考えれば、結核の検査も必要でしょう。

実際、Aさんは何年間もこうした専門の病院をはしごして回り、いろいろな検査を受けたのですが、原因がさっぱりわからなかったため医師から相手にされず、結局、最後には「自律神経失調症」と診断されたというのです。

「今は精神科に通院していますが、いっこうによくなりません。なんとか治らないでしょうか」

Aさんは、今にも泣き出しそうな顔で私に訴えました。小一時間かけて問診し、「ひとつだけ、一番苦しい症状をいうとすれば何ですか」とお聞きすると、「体が冷えるのが一番つらいです。冷えるとすべての症状が悪化します」という答えが返ってきました。

Aさんは本能的に、体の不調の真因をちゃんととらえていたのです。

スッキリしない諸症状の原因とは？

Aさんが訴えている種々雑多の不定愁訴は、「冷え」の2文字で完全に説明できます。

冷え症の人の中には、Aさんのように便秘で苦しむ人がいます。これは、寒い時に手がかじかむのと同じように、あまりに胃腸が冷えるため、その動きが悪くなるためです。

こういう人は、もともと「冷え」のために胃腸に水分（うすい胃液や腸液）が多くたまっているので、下剤などで腸を少し刺激しただけで、ものすごい下痢と腹痛が起こりやすいものです。

頭痛や関節痛、眼などの痛みは、「冷え」「水」「痛み」の三角関係からも明らかなように、「冷え」と「水分過多」からくるのですから、「冷え」を主訴とするAさんには、当然存在する症状です。

めまいや耳鳴りも、漢方医学的には水毒が原因と考えられます。内耳のかたつむり管の中に存在するリンパ液（水分）は、平衡感覚を司るのに大切な働きをしていますが、Aさんのように冷え性の人は、その「冷え」ゆえに体内の水分代謝（利用・排泄）が悪くなり、内耳の中のリンパ液（水分）も多く存在します。この多すぎるリンパ液が、めまいや耳鳴りにつながっているわけです。これは、水泳などで耳に水が入ると、耳閉感や耳鳴りがするのと同じ原理です。

また、嘔吐は、胃液という水分を体外に排泄し、水毒を改善して、めまいや耳鳴りを治そうとする、体の自然な反応です。

さらに、不眠症の主因も「冷え」といえます。これは、暖かい場所にいるとよく眠れるのに、寒いと寝つきが悪くなるのと同じ理屈です。

Aさんの場合、こうした「冷え」から生ずる種々雑多の不定愁訴を、彼女の体が自分で取り除こうとして熱を発し、「微熱が続く」という症状を出していると考えられます。

冷え性の人の体はこうなっている

さて、Aさんにベッドに横になってもらい、診察をしてみました。

まず、舌を出してもらって視診をすると、舌の上は水分に被われていて（これを湿舌といいます）、しかもボテッとむくんだように肥大していました。漢方医学では、この舌の状態から、体内に水分が多いと判断されます。

次は腹部の触診。漢方医学では、腹部は一番大切な部分です。腹を「おなか」というのは、「おなか＝お中」つまり「体の中心」という意味です。

「おなか」には、胃腸、肝臓、膵臓、脾臓、腎臓はもとより、女性の場合には子宮、卵巣などの重要な臓器が存在します。胃腸、肝臓などの消化器は、植物でいうと根に当たるところです。

どんな立派な木でも、根がダメになると枯れてしまうように、人間も、「根＝胃腸」がダメになると健康にはなれません。すべての臓器は、熱によって働いているのですから、お腹が冷たいということは、人間の健康にとって致命的と考えられるのです。

Ａさんの腹部に触れると、案の定、氷のように冷えていました。また、胃の部分を打診すると、ポチャポチャと振水音が聞こえます。これは、胃下垂があり、胃液がたくさんたまっていることを表すサインです。こういう人は、たいてい胃だけでなく腸や鼻腔、肺胞などにも水分を多くためています。

これが「水毒」といわれる状態で、水分過多であるからこそ、嘔吐（吐き気）、下痢、鼻水・くしゃみ、薄い水のような痰など、水分を排泄する症状がよく起こるわけです。

体の冷えが1週間で改善しはじめた！

私は、Aさんの体内には多量の水分が偏在しており、それが体を冷やし、種々の不定愁訴の原因となっていると診断しました。そして、そのことを彼女に告げたうえで、次のような生活療法を指導しました。

(1) 陽性食品（81ページ）をよく噛んで、1日2食とること。あとの1食は、ニンジン・リンゴジュース（108ページ）に生姜のしぼり汁を加えたものを、食事のつもりでよく噛んで飲むこと。

(2) お茶や水を飲むのはやめ、生姜湯《しょうがとう》（130ページ）や生姜紅茶（134ページ）、梅醤番茶《ばいしょうばんちゃ》（135ページ）を飲むこと。

(3) 歩くことから運動をはじめ、少し体力がついたら、腕立て伏せ、腹筋運動、スクワットなどの筋力運動で筋肉をつけること。

(4) 入浴は、はじめは疲れない程度に入り、体力がついてきたら半身浴をして発汗を促すこと。

(5)「必ず治すんだ」との前向きの気持ちを持ち、趣味に打ち込んだり好きな映画や音楽を鑑賞したりして、楽しいことや嬉しいことをできるだけ多く作りながら毎日を送ること。

第2章以下で詳しく述べますが、これらはすべて「冷え」を取り除いて体温を高めるための指導です。

Aさんは、私の生活指導の1つひとつに納得のいくことが多かったようで、さっそくそれを実行に移しました。すると、1週間もしないうちに頻尿が改善し、便通もよくなったのです。

頭痛や耳鳴りも徐々に薄らいでいき、やがて寝汗も少なくなり、微熱もとれていきました。それが励みになり、さらにこの生活を続行したところ、あれほど頑固だった不眠が解消し、全身の関節痛も改善されました。

10年近く悩まされてきたつらい症状が、体を温めることで驚くほど速く、そして確実に治っていったのです。

「冷え」のタイプで治し方も違ってくる

「全身冷え」タイプは入浴・運動・漢方薬の組み合わせで治す

「全身冷え」タイプは、文字どおり全身に冷えを自覚する完全な冷え性です。このタイプの人は、平常体温が低く、いつも青白い顔色をしており、貧血気味で筋力も乏しい人がほとんどです。

貧血とは、赤血球の数が少ないか、赤血球の色のもとになっている血色素が薄い状態です。ちなみに、筋肉もミオグロビンという色素のために赤い色をしています。ですから筋肉が発達している人は血色もよく、筋肉によって体熱もよく産生されるので、冷え性にはなりません。

貧血（赤血球や血色素が少ない状態）だと、肺からの酸素をキャッチして運ぶ能力が落ち、息切れ、動悸、手足の冷え、しびれなどの症状が出てきます。

手足だけでなく全身の臓器が酸素不足のために、十分な機能が発揮できず、食欲不振や、消化器の機能低下、頭がボーッとして集中力がない（脳の機能低下）、風邪や扁桃腺、膀胱炎など感染症の頻発（白血球の機能低下）など、諸々の症状を引き起こしやすくなり、白髪も早く生じやすく、その量も多くなります。

また、もともと体温が低いため、入浴してもなかなか体が温まらず、湯冷めしやすくなります。さらに、全身の新陳代謝が低下しているので、低血圧にもなります。

このタイプの人が、あまり運動もしないで水分をとりすぎると、水毒症状（こり、痛み、めまい、耳鳴り、動悸など）を起こします。

「全身冷え」タイプの手当てとしては、次のようなことがお勧めです。

①無理のない程度に極力歩くようにする。

②塩風呂、生姜風呂、ニンニク風呂（いずれも１５１ページに作り方があります）に入り、体を十分に温める。

③水分をとりすぎない。

④①～③に加えて、漢方薬の桂《けい》枝《し》加《か》朮《じゅつ》附《ぶ》湯《とう》を処方し、毎日服用する。

桂枝加朮附湯は、桂枝《けいし》、生姜《しょうが》、附子《ぶし》、大棗《たいそう》、芍薬《しゃくやく》などの体を温める生薬と、朮《じゅつ》、茯苓《ぶくりょう》など利尿作用のある生薬からできており、体を温めて「冷え」を除き、利尿作用により体内の余分な水分を追い出すのに効果的です。

こうした生活療法を1カ月間ほど忠実に守り、無理をしない範囲で散歩や軽いダンベル運動などを続けていくと、驚くほど排尿が多くなり、平熱時の体温も上がってきます。

「下半身冷え」タイプは根菜中心の食事で精力回復を

下半身の熱が極端に不足し、精力をはじめ、さまざまな活力が弱るのが「下半身冷え」タイプです。

このタイプの患者さんを触診し、腹部を手で押さえると、ヘソより上に比べて、ヘソより下がうんと抵抗力が弱いのが感じられます。また、お腹を縦に走る腹直筋のうち、ヘソより下の部分が異常に緊張しています。

さらに、膝より下のふくらはぎの筋肉を手でつかむと、豆腐のようにグニャグニャと弱くなっています。

これらは、下半身の力の低下を表しています。ヘソより下の下半身は、植物でいうと根に当たります。根がしっかりしていないと丈夫な幹や枝葉ができないのと同様に、人間も下半身が弱くなるとさまざまな病気になるのです。

弱った下半身を強化するには、根菜類、たとえばゴボウ、ニンジン、レンコン、長ネギ、玉ネギ、セロリ、生姜、山芋などを食べると効果があります。

ほかに、次のような手当てがお勧めです。

①よく歩くこと。または、入浴前にスクワット運動（155ページ）を行なう。

陰茎は「３本目の足」といわれるくらいで、足腰の弱りと精力減退とは比例します。足腰を強くするには、下半身の血行をよくする必要があるのです。

②入浴は、ふつうに湯舟につかった後、10〜15分の半身浴（146ページ）をするか、テレビを見ながらでも足浴（148ページ）をする習慣をつける。

これらは下半身の血行を特によくして、「冷え→精力低下」を改善します。

③八味地黄丸《はちみじおうがん》を服用する。

若返りの妙薬といわれる漢方薬の八味地黄丸には、８つの含有生薬のうち、植物の「根」の生薬が５種類含まれています。

こうした生活療法を2カ月ほど続けると、尻より下、両下肢、陰茎、睾丸に力がみなぎった感じになってきます。また、夜間頻尿がなくなり、尿の勢いと切れがよくなり、「朝起ち」を経験するようになり、夜の房事も十分に可能になっていきます。それと同時に、老眼もかなり回復するはずです。

「体表の血行不良」タイプは余分な水分の排出を

「体表の血行不良」タイプの人は、血色が悪く、肌にはツヤがなくて乾燥気味です。冬になると口唇が渇く、手の指先が荒れる、しもやけになりやすい、爪が薄くてすぐ割れる、疲れるとすぐ目の下にクマができる、髪がパサパサしてフケや抜け毛が多いなど、何やら体がパサついていると感じられる症状があります。

そのため、水分が不足していると思い込み、水やお茶などを努めて飲むようにしている人が多いようですが、多量の水分の摂取が血行不順に拍車をかけ、ますます体表の血行を悪くしています。

水分を補う時は、体を冷やして体内に水分を貯蔵してしまうような水、緑茶、コーヒー、ジュース、清涼飲料水などは避けて、体を温め利尿作用をも促してくれるハーブティーや生姜湯（130ページ）、生姜紅茶（134ページ）などを飲むようにしましょう。

また、皮膚や粘膜の働きにとって不可欠の栄養素であるビタミンAの多い食物（海苔、ワカメ、黒砂糖、黒ゴマ、小豆、ニンジン、ホウレンソウなど）と、亜鉛を多く含む食物（生姜、牡蠣《かき》、エビ、カニ、イカ、タコ、貝など）を多く食べるようにしてください。

それに加えて次のような手当てをするといいでしょう。

①よく散歩する。1日1万歩を目標に。

②生姜湿布（159ページ）を、腹部と腰部に入浴後2〜3回行なう。

体が温まり大量の発汗をして、皮膚の血行がよくなります。

③シャワーですませず、湯舟に入ってゆっくり入浴する。

特に、生姜風呂（151ページ）がお勧めです。

④夏は海水浴に行き、太陽と海水に親しむ。

海水浴をした次の日は、肌が潤い、目や口の乾燥もかなりよくなることが、顕著に自覚できるはずです。

⑤漢方薬は、セリ科の食物で血行をよくする作用のある当帰《とうき》や川芎《せんきゅう》と、肌に潤いを与える作用がある地黄《じおう》を含む四物湯《しもつとう》を処方してもらう。

以上のことを忠実に実行すると、約1カ月で口や目の渇きがなくなり、皮膚に潤いが出てくるのが、自分でもはっきりわかるようになります。もちろん、爪も丈夫になり、髪の毛のツヤもよくなります。

「冷え・のぼせ」タイプは血行をよくする食事と入浴を

更年期特有のさまざまな不快症状や便秘などが、「冷え・のぼせ」タイプの疾患ですが、これも「冷え」を取り除くことで解消されます。

このタイプは、顔面が紅潮し、毛細血管も拡張して浮き出ています。腹部を触診すると、ヘソの左右に1本の線でも引いあるかのように、ヘソより上は温かく、下は冷たくなっています。

下半身（ヘソより下）が冷えると、熱や「気」や血が上昇して上半身に向かって突き上げていき、のぼせ、イライラ、不安、不眠、吐き気、咳、口内炎、口臭、肩こりなどのオンパレードになります。

また、上半身に熱や「気」などの「力」が引っぱり上げられると、排便や排尿など下に行く「力」は弱くなり、便秘をしたり、尿に勢いがなくなるという症状も出てきます。こうなると当然、血液は全身をスムーズにめぐっていきません。

こうした血液循環の滞りを、漢方では、「瘀血《おけつ》」といいます。「瘀」は「滞る」という意味です。

このタイプにお勧めの食べ物はプルーンで、中国の古書にも「瘀血を除く果物」として記載されています。乾燥プルーンをお茶の時のおやつにして食べるといいでしょう。

また、ダイコンの葉も血行をよくして瘀血に効きます。干したダイコンの葉を刻み、胚芽米や玄米と一緒に炊いて食べたり、味噌汁の具にしましょう。

手当てとしては、ほかに次のことを実行しましょう。

①一度ふつうの入浴をした後、湯舟の中に小さい椅子をおいて腰かけ、15〜20分くらい半身浴をして下半身を温める。足浴もお勧め。

②下腹部と腰の下部に生姜湿布（159ページ）を施す。

③運動としてはウォーキングのほかに、1日2〜3回スクワット運動（155

ページ）を行なう。

スクワット運動は入浴前に行なうと効果が上がります。体力がついてきたら、ジョギング、テニス、ジムナスティク、水泳などのスポーツにも挑戦しましょう。

こうしたことを続けると、まず便通がよくなり、尿の出に勢いが戻り、下腹部が温かくなってきて、ボテッとした感じもなくなります。同時に、のぼせ、イライラ、不眠も解消し、咳、むかつき、肩こりも、だんだんと薄らいでいきます。

なお、これらの生活療法を完全に実行できない人は、補助的に漢方薬を服用するといいでしょう。「瘀血」の症状がある人で、体力のあまりない色白のポッチャリした人は当帰芍薬散《とうきしゃくやくさん》を、体力が中等度の人なら桂枝茯苓丸《けいしぶくりょうがん》を、のぼせが強く精神症状（不安、不眠、イライラなど）も併せて持つ人は加味逍遥散《かみしょうようさん》がよく効きます。

「水分過多冷え」タイプは体内の〝水たまり〟を追い出せ

「水分過多冷え」タイプの諸症状は、「水をためない」ことと、「水を抜く」ことで改善されます。

先に述べたように、このタイプに多い不整脈や頻脈《ひんみゃく》の発作、めまい、耳鳴りなどを伴うメニエル症候群は、漢方医学でいう水毒《すいどく》です。「水毒」というと、何やら恐ろしい病気のように感じるかもしれませんが、簡単にいえば、体の中にたまりすぎた水分を、体そのものが一生懸命に体外へ排泄して体を温め、健康体になろうとするために起こる症状です。喘息による薄い水様の痰や、アトピーによる湿疹、スギ花粉症による鼻水やくしゃみも、漢方では水毒ととらえています。

これらの症状に悩む人は、「病院で治療を受けても、いっこうに治らない」と、よくおっしゃいます。それは、西洋医学の治療では、水分を外に出そうとする体の反応を薬で止めるようなことをしているからです。

しかし本来、このタイプの人は、体の中の〝水たまり〟を自然に逆らわずに追い出して、血液内の老廃物を排出してやることこそが、何よりも肝心なのです。

このような人は、皮膚病の治癒に効果的な亜鉛を多く含む食べ物や、ニラ、ニンニク、ネギ、玉ネギなどの抗アレルギー食物、新陳代謝を促進させる作用のあるヨードを含む海藻類を常食としてください。

また、入浴や適度な運動で発汗を促すと同時に、利尿作用のある漢方薬を処方してもらうといいでしょう。

そのほかの手当てとしては、次のようなものがあります。

①塩風呂か生姜風呂（いずれも151ページ）に入り、体を温める。

自然塩に含まれる種々のミネラルや、生姜に含まれる亜鉛が皮膚病の治癒を促進し、体を強力に温めてくれます。

②漢方薬は、麻黄《まおう》、附子《ぶし》、生姜《しょうが》、大棗《たいそう》など体を温める生薬と、利尿作用のある朮《じゅつ》、それに消炎作用を有する石膏《せっこう》の入った越婢加朮附湯《えっぴかじゅつぶとう》などを処方してもらう。

これらは、アレルギーの原因である「冷え」と「水」を除く意味でも、理にかなった処方です。

③少食を心がけ、ウォーキングなどの運動や入浴で体温を上げる。

こうした生活療法により、まず尿の出が驚くほどよくなり、大便も毎日大量に出て、心身ともに軽くなっていきます。人によっては、全身から悪臭を放つ膿の混じった体液がジュクジュクと排泄される状態が1カ月ほど続いたり、全身の皮膚が赤黒く腫れることもありますが、それも徐々に乾燥していき、赤味や黒味が失せて、痛みも軽減していきます。

「気冷え」タイプに効果的なイメージトレーニング

「病は気から」といいますが、倦怠感、うつ、不眠などの精神的疾患は、いわば「気冷え」から起こるといえます。

このタイプの人を診察すると、ヘソの上に腹部大動脈の拍動が見られることがあります。これは、不眠、不安、気力の低下のサインです。

そして何より、「気冷え」タイプの人のお腹は、全体がまるで氷のように冷たくなっています。

また、肺や気管支にとりたてて原因がないのに、いつも喉に梅干のタネでもひっかかったような異和感があるため、咳払いばかりしている人も少なくありません。これは、漢方医学では「梅核気《ばいかくき》」（現代医学では「ヒステリー球」）といい、気うつな状態の時に出てくる重要なサインです。

「気冷え」タイプの人は、徹底的に陽性食品を中心に食べ、生姜やシソの葉などの「気を開く作用」（気分を高揚させ、明るくする作用）のある食べ物を多くとりましょう。

生活習慣としては、次のことを実行してください。

①1日1万歩を目指して歩く。

②生姜風呂（151ページ）に入る。

③趣味に打ち込むなどして気分を明るくする。

④1日20～30分、イメージトレーニングをする。

自分が一番好きな場所、たとえば友人や家族と旅行をして楽しかった場所などをイメージします。これにより、脳の中でβ―エンドルフィンという麻薬様物質の分泌が促され、血行がよくなり、体が温まって、うつ病や抑うつ状態を改善させることが可能です。

⑤シソの葉と生姜を存分に含む、半夏厚朴湯《はんげこうぼくとう》という漢方薬を服用する。

以上のような生活療法のうち、できるものから毎日しっかりと実行すれば、喉のつかえ、咳、全身倦怠感などの身体症状が改善していき、特に下肢がポカポカと温まるようになります。そして、「やるせない、眠れない」という精神症状も改善されていきます。

「もっと温めて」の体のサインを見逃すな！

「冷え」の三大サインとは？

腹部が冷たい・汗を大量にかく・体がむくむは、「冷え」の三大サインです。「自分は冷え性ではない。むしろ暑がりだ」という人の中にも、冷え性の人が結構多いものです。「手足がほてる」という人でも、お腹を触診すると冷たい人がたくさんおられますが、それは「冷え性＝低体温」といえます。

汗かきの人も冷え性と考えられます。漢方医学では、汗かき体質を「虚証《きょしょう》」（体力低下）に分類しています。汗をたくさんかくということは、体内に水分が多いからなのです。

本当の汗というのは、十分に運動した時にかくものです。ちょっと動いただけでも汗が出るとか、食事をするだけで大汗をかくのは、体内の余分な水分を捨て

図3 「冷え」によるさまざまなサイン

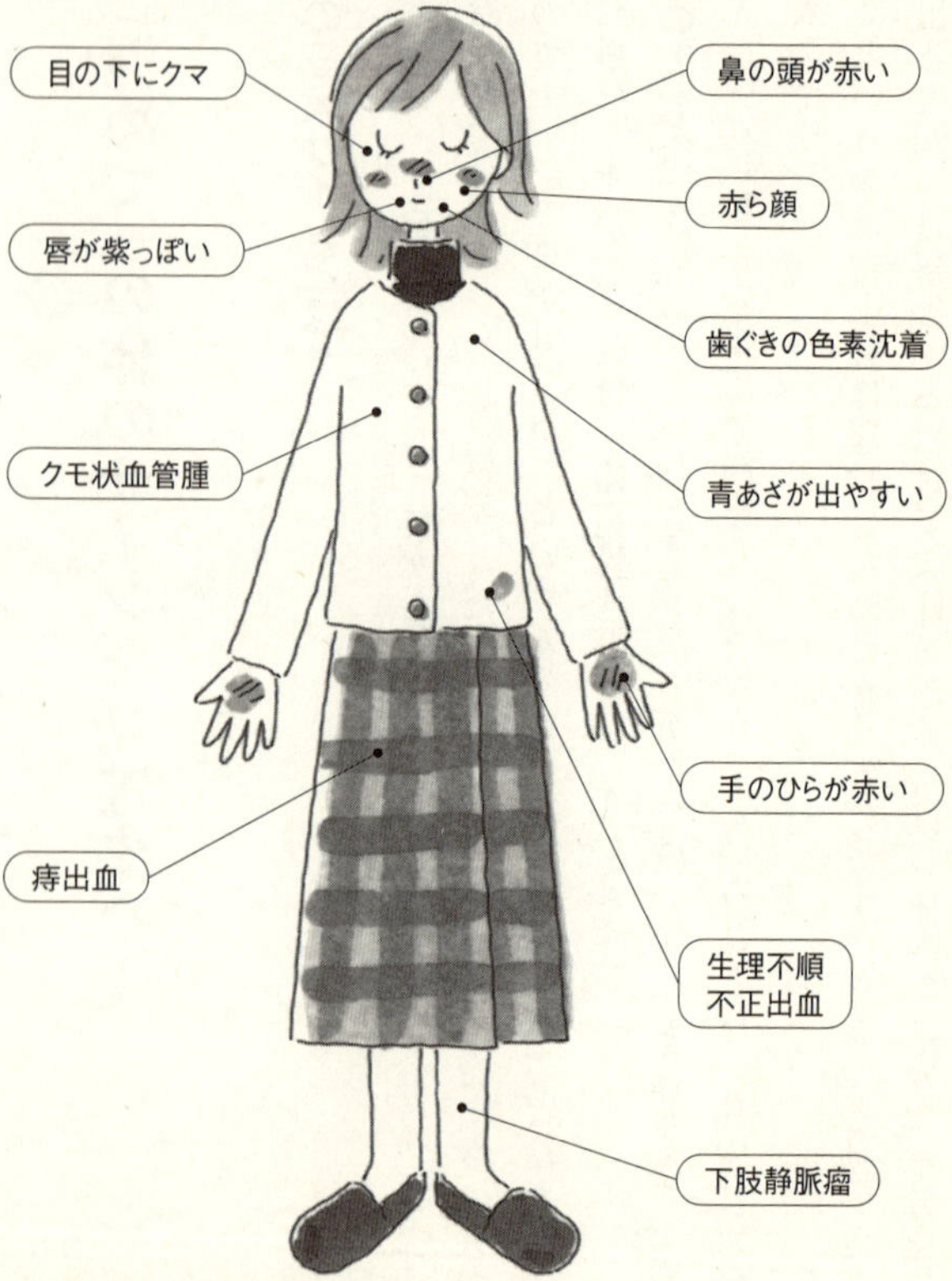

て体を温めようとする反応です。

極度に緊張した時に出る「冷や汗」も、水分を捨てて体を温め、ストレスに対抗しようとする反応です。

また、体がむくむ人も冷え性です。むくみの成分は水ですから、むくみやすい人は、水毒の傾向があるといっていいのです。

瘀血によるサインにも注意しよう

冷え性かどうかは、「お腹の冷たさ」「汗の量」「むくみ」などで判断できますが、それ以外にも診断する方法があります。それは、「瘀血《おけつ》」によるサインです。

「冷え＝体温低下」が生じると、体の臓器の細胞の代謝が悪くなります。心臓、血管系の働きも低下し、血液の流れが悪くなり、まず体表を走る静脈系の小血管の血液の流れの滞りとして現れてきます。それが漢方医学でいう瘀血で、図３のようなさまざまなサインが出現します。

さらに、こうした他覚症状に伴い、肩こり、頭痛、めまい、耳鳴り、動悸、息切れ、神経痛などの自覚症状も出現してきます。

瘀血のサインを見逃して放っておくと、炎症や腫瘍、心筋梗塞、脳梗塞など、本格的な病気に進んでしまうことが多いので、軽視せず、早めに手を打つことが大切です。

第2章

体熱を生み出す食材と食事法とは

食べすぎ・早食いは「冷え」のもと

よく噛んで少食が冷え退治の基本

体の「冷え」をとり、老廃物などで汚れた血液（瘀血《おけつ》）を除くことが、病気の予防・治癒にとって大切なことは、第1章で十分おわかりいただけたと思います。この章では、「食」の面から体を温める方法について述べていくことにします。

まず、「冷え」をとるための食事で重要なことは、次の2つです。

●よく噛んで少食にすること。

●食物繊維や利尿作用のある食物を十分にとること。

この二つは食生活の基本です。よく噛まずに食事をすると、消化が悪いだけでなく、満腹感を十分に得られないため食べすぎてしまい、結果として肥満になることや、過食や肥満が血液を汚す元凶であることは、みなさんもご存じでしょう。

　また、過食でなくても便秘をすると、大便とともに捨てられるべき腸内のコレステロールや脂肪、糖などの余剰物が体内に吸収され、血液を汚します。便秘を防ぐことも、血液をきれいにする重要な条件なので、日頃から海藻、豆類、胚芽、玄米、野菜などの食物繊維を多く食べ、排便を促す必要があります。

　食物繊維は、糖や脂肪などの栄養過剰物や、食べることによって体内に入ってくる化学調味料や農薬、今問題になっているダイオキシンや発ガン物質など、「体に悪い」とされるものを、大便とともに捨ててくれる「腸内の清掃係」です。

　そのうえ、腸内環境をよくし、各種ビタミンを作り出してくれるビフィズス菌や乳酸菌などを増殖させる作用もあります。たとえば、ニンジンやリンゴなどに含まれるビタミンBx（パラアミノ安息香酸《あんそくこうさん》）は、乳酸菌発育因子です。おまけに利尿作用もあるので、血液浄化作用も期待できます。

　血液の老廃物は、汗や目ヤニ、鼻糞、大便、尿、痰として体外へ捨てられますが、一番多く捨てられるのは、尿としてです。つまり、利尿を促すような食物、たとえば小豆、黒豆、ブドウ、ナシ、ハーブティー、紅茶などは、血液浄化に大いに役立つといえるのです。

食欲不振と発熱は喜ぶべきこと

ドイツのある医学者は、「世界には二人の名医がいる。それは、発熱と食欲不振である」と断言しています。

感染症をはじめとする炎症性疾患はもとより、膠原病《こうげんびょう》、ガン、リウマチ、心筋梗塞《こうそく》など、ほとんどの病気は発症すると熱発し、食欲がなくなります。「発熱」と「食欲不振」が病気の結果ならば、病気の原因は、その逆。つまり、「冷え」と「過食」ということになります。

にもかかわらず、現代医学では、熱が出れば薬でそれを下げようとし、「栄養をつけるため」と称してたくさん食べさせます。これは、自然の理にかなっているとはいえません。日本をはじめとする文明国では、日進月歩で医学が進歩しているのに、病気や病人の数は年々増加していますが、それは、自然の理にかなった治療をしていないからにほかなりません。

その点、医師も看護師も病院もない野生の動物は、おおむね一生を健康に過ごし、天寿をまっとうしています。なぜならば、野生動物は病気をすると絶対に食べませんし、発熱しても解熱させるような愚行はしないからです。

発熱は、白血球が病原菌を食べる力や殺菌力を強化します。その他、発熱により、リンパ球やＮＫ（ナチュラルキラー）細胞の力も上昇し、いわゆる免疫力が促進されます。また、食欲不振は胃腸を休ませ、消化のために使われる「胃腸の力＝生命力」を病気治癒のほうに回すという自然な反応です。

今後、現代医学でどんな素晴らしい治療法が発見されたとしても、「発熱」と「食欲不振」という二人の名医には、決してかなわないでしょう。

水分のとりすぎで喉が渇く不思議

水分は「入れる」より「出す」が大切

第1章でも述べたように、「水」は体を冷やします。冷やすと、すべての物が硬くなるわけですから、水分のとりすぎは脳血栓や心筋梗塞を発症させやすくするといえます。

「水」は、生命にとって一番大切なものですが、多くとりすぎれば、漢方医学で「水毒《すいどく》」というように、種々の害や病気を起こすのです。

逆に、サウナや温泉浴、スポーツなどによって、十分に汗をかいた時の、あの心身の爽快感！「心身が爽快」ということを現代医学風にいえば、免疫力が増加している、ということになります。

水分は体にとってもっとも大切なものですが、体内にたまりすぎると害を起こすので、「入れる」ことよりも「出す」ことを先に考えねばならないのです。

水分をとるなら利尿効果があるものを

体の中で、塩分や水分を捨てる役割を持つのは腎臓や皮膚です。こうした臓器も熱で動いているので、水、緑茶、コーヒー、ジュース、清涼飲料など体を冷やす水分は、腎臓や皮膚を冷やし、その働きを低下させて、水分の排泄を妨げます。

血栓予防その他のために水分をとりたい人は、ハーブティー、ハチミツ入りの紅茶、生姜湯《しょうがとう》、生姜紅茶、梅干を入れたお茶などのように、体を温めて尿の排出

表3　陽性・陰性・間性による食品区分

陽性食品（色は主に赤・黒、硬い）	間性食品（色は主に黄色）	陰性食品（色は主に青・白、軟らかい）
天然塩	黒砂糖	精白砂糖
梅干	ハチミツ	酢
タクアンなどの漬物	玄米	パン
味噌	黒パン	牛乳
しょう油	きび	植物油
チーズ	カボチャ	バター
肉類	サツマイモ	カレー
卵	イチゴ	合成食品
魚介類	リンゴ	清涼飲料水
日本酒	サクランボ	コーヒー
赤ワイン	ブドウ	緑茶
紹興酒	プルーン	ビール
焼酎のお湯割り	大豆	ウイスキー
生姜		菓子類
長ネギ		ケーキ
玉ネギ		豆腐
ニラ		トマト
ニンニク		葉菜類（レタスなど）
根菜類［ニンジン、ゴボウ、レンコン、里芋、山芋など］		熱帯・温帯（南方）の野菜・果物［キュウリ、バナナ、パイナップル、マンゴー、柿、レモン、ウリ、スイカなど］
小豆		
黒豆		
黒ゴマ		
紅茶		

を促す水分にすべきです。

特に、若い人より体温が低くなっている老人は、夜になると気温・体温ともに低下するため、水分を無理に多くとるとそれだけ体を冷やし、「冷え」のために病気になる可能性が高くなってきます。最悪の場合、心筋梗塞や夜間のポックリ死などで、命を落としかねません。

「夜間頻尿」という症状によって、体内の余分な水分を捨て、何とか病気を防ごうとしているのが老人の体のメカニズムなのに、「寝る前に水を飲め」というのは、かなりおかしな「療法」だと思いませんか。

ベストマッチの食べ物は「陽」と「陰」で決まる

体を温める食べ物・冷やす食べ物

栄養学では、タンパク質の多いものや、ビタミン、ミネラルを豊富に含む食品

図4　体質と食品の関係

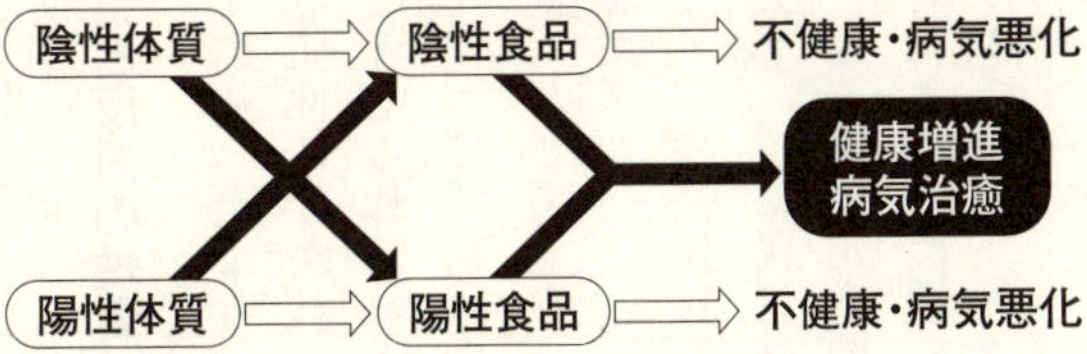

を、「栄養がある食べ物」と見なしています。

しかし、それらを食べると体を温める作用があるとか、逆に冷やす作用がある、という考え方はしていません。

ところが、実際はどうでしょうか。私たちは、スイカを食べると明らかに体全体が冷えることを感じるし、生姜や味噌汁を食べると体が温まったと感じます。

漢方医学では、スイカ、キュウリ、トマトなど食べると体を冷やす食品を「陰性食品」、味噌やしょう油、塩、生姜など食べると体が温まる食品を「陽性食品」として区別し、健康増進や病気治療の時の「食養」の大原則としています。

表3（81ページ）に、陰性、間性、陽性の主な食品を区分してあるので、これを参考にして食生活を

見直しましょう。

体質と反対の性質の食品をとる

すでに述べたように、漢方医学では、「人間の体質は陽性・陰性と、中間に位置する間性に分かれ、陽性体質や陰性体質に偏りすぎると、さまざまな病気になる」と考えられています。

したがって、病気の予防や治療のためには、自分の体質と反対の性質を持つ食べ物をしっかりとり、体質をできるだけ間性にもっていけばいい、ということになります。

つまり、陰性体質の人や陰性の病気にかかっている人は、陽性の食べ物をしっかり食べ、逆に陽性体質の人や陽性の病気にかかっている人は、陰性の食べ物を十分にとることが重要なのです（図4）。

これによって間性の体質に近づき、健康増進や病気の治癒につなげていく、というわけです。

体を温める食べ物選び8つの基本

基本① 色が赤・黒・黄・オレンジ色のものを選ぶ

赤、黒、オレンジ、黄色などの暖色の食物は、体を温めてくれます。赤身の肉や魚、チャーハン、ご飯のおこげなどがそうです。

また、ワカメや海苔などは、生野菜より色が濃いので、体を冷やさないということになります。したがって、冷え症の人は、ワカメ、ダイコン、玉ネギで、サラダを作り、しょう油味ドレッシングで食べるといいでしょう。

この考えでいけば、うどんよりそばが体を温めますし、白砂糖より黒砂糖やハチミツが、白ワインより赤ワインが、クリームののっかった洋菓子よりも小豆でできたアンコの和菓子が、体を温めてくれるわけです。

また、白米より玄米が、大豆より小豆・黒豆が、白ゴマより黒ゴマが、白パンより黒パンがいいということになります。

なお、野菜全般に関しては、いわゆる葉もの野菜（レタス、ハクサイなど）より、根菜類（ゴボウ、ニンジン、レンコン、山芋など）のほうが色が濃いので、より体を温めます。

一方、「青白い顔をしている」人には貧血症や冷え症が多いように、青・白・緑などの「冷色」の食べ物は体を冷やします。たとえば、牛乳や生野菜です。

生野菜（サラダ）が、体を温める肉を多く食べる民族に欠かすことができない副食物であるのは、肉に不足しがちなビタミン、ミネラルなどの栄養素を生野菜が補ってくれる、という意味以上に、熱（肉）と冷え（サラダ）のバランスをとるという意味があるわけです。

基本② 北方産の食べ物を選ぶ

一般に、南方産の食べ物は体を冷やし、北方産の食べ物は体を温めると考えられます。南方に住む人は毎日暑くてしょうがないのですから、そこには、さらに体を温めるような食物は育つわけがありません。

北国に住んでいる人は、ただでさえ寒いのですから、そこでとれる食物は、体を温めてくれるようにできているわけです。これは、自然の摂理といってよいでしょう。

そういう意味で、私たちが住む場所では、夏にとれる食物は体を冷やす性質を、逆に、冬にとれる食物は体を温める性質を持っていると考えられます。

実際、バナナ、パイナップル、マンゴー、トマト（南米原産）、レモン、ミカン、キュウリ（インド原産）、スイカ、カレー（インド産）などは体を冷やします。カレーを食べたり、コーヒーを飲んだりすると、胃が痛くなったり、下痢をしたりする（いずれも「冷え」の症状）人がいるのは、その証拠です。

トマト、カレー、コーヒーなどは色は濃いのですが、南方産であるがゆえに、体を冷やす食品に分類されると考えてください。

逆に、リンゴ、サクランボ、ブドウ、プルーンなど、北方でとれる食物には、体を冷やす性質はありません。

冷え性の人は、こうした北方産の果物を好む傾向にありますし、暑がりの人は、柑橘類やバナナなどを好む傾向があります。冷え症の人が、柑橘類やバナナなどを多食すると、これまで述べてきた「冷え」による種々の症状や病気が起こってくる可能性が大きくなります。

基本③ 下に伸びて育つ野菜を選ぶ

一般に、太陽に向かって伸びていく植物は、自分自身が冷えているので、太陽という高熱の物体に向かって伸びると考えられます。ですから、高い所になるバナナやココナツなどは、体を冷やす食べ物ということになります。

逆に、太陽と反対の方向に伸びていく根菜類（ゴボウ、ニンジン、里芋、色が白くてもダイコン、長ネギ、玉ネギ、生姜、山芋など）は、体を温める食物と考えていいわけです。

なお、同じ葉もの野菜でも、ホウレンソウ、小松菜、長ネギ（土より上の部分）などの色の濃い野菜は、体を温めてくれます。また、キャベツやハクサイ、ネギ類のように葉を拡げるのではなくて、巻いて固まったものは、体を冷やす作用がないと考えていいでしょう。

基本④　硬くて水分の少ないものを選ぶ

固くて引きしまった食物は、体を温めます。固い食物は水分の含有が少ない、というのも一つの理由です。その意味で、根菜類、赤身の肉、黒砂糖などは、葉菜類（葉もの野菜）、肉の脂身、白砂糖に比べて体を温めてくれる食品です。「柔らかい」ということは、水分や脂を多く含んでいる食物で、必ず体を冷やします。

水、酢、牛乳、ビール、ウイスキーの水割り（またはオンザロック）、コーラ、ジュースなどはもとより、パン、バター、マヨネーズ、クリームなどの柔らかい食べ物も、体を冷やす食物です。

なお、麦は、漢方医学では「涼性《りょうせい》」を持つとされています。そのためパン食民族は、体を温める肉を多食するわけです。また、油ものを食べた時に水分を多くとると下痢をすることがよくあるように、油には、体を冷やす性質があります。

基本⑤　動物性食品を十分にとる

一般に、動物性食品のほうが植物性食品より体を温めます。極寒の地で生活しているイヌイットの人々は、肉を主食にし、植物性の食品（野菜など）の摂取が極端に少ないのですが、元気です。これは、植物性の食品がとれない地域に住んでいるので仕方ないという面もありますが、肉が体を温め、野菜は基本的に体を冷やすからなのです。

基本的に、肉（赤身）、卵、チーズ、魚（特に赤身）、魚介類など、牛乳（白くて水分が多い）以外の動物性食品は、体を温める食品です。

また、魚介類の中では、魚よりもエビ、カニ、イカ、タコ、貝類のほうが、より体が温まります。なぜなら、後者のほうがより固い（水分が少ない）からです。

基本⑥　酢よりも塩で味つけをする

東北地方の人々が、体を温めるために塩からい食物を伝統的に食べてきたことは、すでに述べました。

これと同じように、冷え症の人は塩気のあるものを食べてかまいません。というより、食べないと健康が保てない、ということになります。塩分をとってはいけないのは、「ずんぐりむっくり、赤ら顔の高血圧のおじさん」と表現される陽性体質（体の温かい体質）の人なのです。

もともと、体を温める食品にはナトリウム（Na）が多く含まれており、その代表が塩（NaCl）です。体を冷やす食品には、カリウム（K）が多く含まれており、その代表が酢なのです。

基本⑦　加熱した食品を選ぶ

同じ食物でも、熱を加えることにより、体を温める食物に変わります。これは、牛乳（白）＋熱→チーズ（黄）、緑茶（緑）＋熱（発酵）→紅茶（赤）、というように、熱を加えると冷色から暖色に変化することからも理解できるでしょう。

同じ乳製品でも、牛乳を飲むと下痢をするのに、チーズだったらいくらでも食べられるとか、緑茶を飲みすぎるとお腹がゴロゴロするのに、紅茶だと飲めば飲むほど小水がよく出て気持ちがいいとかいう人は、冷え性と考えてよいでしょう。本能が、体にいい食物を選択しているわけです。

同じ理屈から、ビールまたは冷酒より、日本酒や紹興酒の熱燗が好きな人も、冷え性です。

概して暑がりの人は、ビールやウイスキー（原料が麦＝涼性食品）を好む傾向にあります。

基本⑧ 体質と病気の陰陽を考えた食生活を

ここまで、体を温める陽性食品と、体を冷やす陰性食品について述べてきました。しかし、81ページの表3からもわかるように、食べ物の中には、そのどちらでもない「中間」に位置するものも、当然ながらたくさんあります。

体を温めもしないし、冷やしもしない食物は、赤・黒・オレンジなどの陽性食品と、青・白・緑などの陰性食品の中間の色、つまり黄〜薄茶色をしており、「間性食品」といわれます。卵や花粉など、生命に直結した物質の色が黄色であることを考えると、黄色の食物は、生命や健康に大切な色ということになります。

玄米、玄麦、トウモロコシ、サツマイモ、ジャガイモ、アワ、キビ、ヒエ、そばなど、人類が主食にしてきた食物は、みな黄〜薄茶色をしています。この間性食品は、いつどのような時でも、誰が食べてもいい食物になるわけです。

漢方医学では、肉、卵、チーズ、魚介類、塩のきいた食物などを食べすぎて陽性過剰（ナトリウム過剰、熱過剰）の体質になり、陽性過剰病（高血圧、痛風、脂肪肝、肺ガン、大腸ガン、膵臓《すいぞう》ガンなど欧米型のガン）にかかった人は、カリウムの多い陰性食品を食べれば、健康増進、病気治癒の促進につながると考えます。

逆に、陰性過剰（カリウム過剰、熱不足＝冷え）の体質で、陰性過剰病（風邪、結核、低血圧、リウマチなどの痛みの病気、精神病、むくみ、アレルギー）を患った人は、ナトリウムが多くて体を温める陽性食品をしっかり食べれば、病気が回復するというのが漢方医学の考え方です。

この理論からいっても、陰性・陽性のどちらでもない間性食品は、陽性病の人も陰性病の人も、しっかり食べていい食物といえます。

基本的に、陽性体質の人は元気で朗らか、食欲もありますが、健康であるがゆえに過食・動物性食品のとりすぎ、塩分摂取過剰などにより陽性病を患い、短命に終わる傾向があります。その予防・治療のためには、陰性食品をしっかり食べるべきだ、ということになります。

ただ、高血圧や血栓病（心筋梗塞、脳梗塞）、欧米型のガン、糖尿病、痛風など、一見、過食病・陽性過剰病と思えるものの中には、「隠れ冷え性」が潜んでいることもあるので注意しましょう。隠れ冷え性については、200ページで説明します。

生姜は体を温める食材の王様

生姜は「気」「血」「水」の流れを正常にする

「ginger（ジンジャー＝生姜）」を小さな英和辞典で引くと、「生姜」としか出てきませんが、大きな英和辞典では次のように説明されています。

「ginger（名詞）①生姜。②意気、元気、ぴりっとしたところ、気骨。（動詞）①～に生姜で味をつける。②元気づける、活気づける、はげます、鼓舞する」

まさにこれは、生姜の効能そのもの。生姜は、生姜湯（130ページ）や生姜紅茶（134ページ）にして飲むと、飲んでいるそばから体が温まり、元気が出てきたことを実感できます。低体温で心身の病気に悩んでいる現代の日本人にとって、生姜は最高かつ最強の妙薬であるといっても過言ではありません。

漢方薬には２０００年以上の歴史があります。その漢方薬の中で、私たちが日頃、処方している医療用の漢方薬百数十種類のうち、なんと70～80％に生姜が含まれているのです。

たとえば、風邪薬で有名な葛根湯《かっこんとう》、胃の薬の安中散《あんちゅうさん》、肝臓の薬の小柴胡湯《しょうさいことう》、腸の薬の桂枝加芍薬湯《けいしかじゃくやくとう》には、いずれも生姜が含まれています。

「生姜なしには漢方は成り立たない」といわれるのは、生姜に「気、血、水」の流れを正常にし、健康を増進する働きがあるからです。

漢方医学では、この「気、血、水」の流れが悪くなると疾病が起こるとされており、「血の汚れの滞り」を「瘀血《おけつ》」といいます。「水の汚れの滞り」を「水毒《すいどく》」（または水滞《すいたい》）ということは、すでに第1章で述べました。では、「気」とは何なのか。次に、それについて説明しておきましょう。

「気の流れ」をよくすれば体は温まる

漢方医学では、「気」は「目に見えないが働きのあるもの」とされ、生まれながらにして親から受け継いだ「先天の気」と、生後、自分自身の生命活動の中から作り出した「後天の気」からなっていると考えられています。

また、「後天の気」には、肺の呼吸により体内にとり入れて作り出された「天の気」と、飲食物として胃腸に入って作り出された「地の気」があります。

この「先天の気」と「後天の気」を合わせて「元気」といい、体内のあらゆる臓器が働く原動力になります。「気」は生命維持のための原動力なのです。

体質に合わない飲食や、「冷え」、外傷、病原菌、ストレスなどによって気の流れが邪魔された状態になると、「気の滞り」となります。これは、はじめは「何となくスッキリしない」「体が重い」「体のあちこちが張るように痛む」「胃が重い、張る」「胸がつかえる」「お腹が張る」などとして感じることが多く、だんだんひどくなると「喉が詰まった感じ」が現れます。

この「喉の異物感」は、うつ病、ノイローゼ、ヒステリーなどの初発症状として現れることが多く、放置すると、不眠症や慢性疲労症候群などになりやすくなります。

また、ガンの発症にも「気の滞り」が関係していることが多く、その闘病においても、「気の滞り」は治療の妨げになるといわれています。

生姜は、この「気の流れ」もよくして、気の病（うつ、ノイローゼなどの精神疾患）に奏効するのです。

こんなにある生姜の効能

では、具体的に生姜にはどんな効能があるのか見ていきましょう。

●「気の流れ」をよくする作用

①エネルギー（つまり「気」）の流れをよくして体に活力を与える。
②抑うつ気分をとる（これを「気を開く」といいます）。
③副腎髄質を刺激してアドレナリンを分泌させ、気力を高める。

●「血の流れ」をよくする作用

①心臓を刺激し、血管を開き、血流をよくする。
②体を温め、血流をよくする。
③粘液（痰など）の分泌をよくして、血液の汚れをとる。

④肝機能の強化、白血球の機能の促進などを通して体内の毒素を分解・処理（解毒）する。
⑤コレステロールを低下させる。
⑥血小板の凝集力を弱めて、血栓を予防・改善する。

●「水の流れ」をよくする作用

①発汗を促して体液の流れをよくする。
②尿の出をよくして水の滞りをとる。

●その他の作用

①健胃作用・抗潰瘍《かいよう》作用。
②鎮吐作用（生姜は乗り物酔いや吐き気を防ぐ唯一のハーブ）。
③腸の蠕動《ぜんどう》運動をよくする。
④血圧の安定作用（高血圧は低く、低血圧は高くする）。
⑤鎮静作用、安眠効果。
⑥魚のくさみをとる作用。
⑦抗菌、抗原虫作用（チフス菌、コレラ菌、食中毒の殺菌のほかに、水虫菌や

膣内のトリコモナスの殺菌もする)。

⑧鎮痛作用(生姜に含まれるジンゲロールという成分は、鎮痛作用で有名なインドメタシンより効果が大きい、という研究もある)。

体質を考えて上手に利用する

生姜の副作用に関しては、種々の文献を調べてもほとんど見当たりません。また、薬品としての「生姜」を調べても、副作用という研究報告はありません。アメリカのFDA(食品医薬品局)でも、生姜はGRAS(一般的に見て安全なハーブ)であるとして、警告ラベルをつけずに一般の食品店で販売されていますので、生姜には体に悪い作用はないと考えていいでしょう。

しかし、第3章で作り方を紹介している生姜湯や生姜紅茶を飲むと胃が焼けるような感じがするとか、胃が刺激されると訴える人もいます。そんな時は、黒砂糖やハチミツで甘味をつけると刺激はなくなります。

それでも同じ症状があるなら、少なめに飲むか、生姜の量自体を少なくして飲んでください。

ただし、次の症状がある人は、生姜をとるのは避けたほうがいいでしょう。

・体が熱く、いつもほてっている人　・皮膚や舌が異常に赤い人
・ひどく汗かきの人　・高熱（40℃以上）を出している人
・皮膚がひどく乾燥している人　・頻脈の人
・脱水症状のある人　・血便が見られる人

体を冷やす食べ物をとる時の工夫

陰性食品を陽性食品に転化する

陰性体質の人が陰性の食べ物を食べたい時は、前項で述べたように、火を加えたり、塩を加えたりすることによって、陰性の食べ物を陽性に転化させて食べるといいでしょう。

●牛乳（白、水っぽい＝冷やす）↓熱を加える↓チーズ（黄、硬い＝温める）

●ダイコン（白、水っぽい＝冷やす）↓塩や圧力（重石）を加える↓タクアン（黄、硬い＝温める）

●緑茶（南方産、緑＝冷やす）↓熱を加える（発酵させる）↓紅茶（赤、黒＝温める）

キュウリやスイカに塩をふって食べるとおいしくなるのも、トマトジュースに塩が加えてあるのも、この理論から考えれば、よく理解できるでしょう。

低体温化を促す食生活の落とし穴

第1章でも述べましたが、今、日本人の体温がどんどん低くなっており、低体温からくる「硬くなる病気」（ガン、血栓＝脳梗塞や心筋梗塞、膠原病）や、「水の病気」（アレルギー＝喘息、湿疹、鼻炎など）、「燃えない病気」（糖尿病、脂肪肝、高脂血症）などが蔓延しています。

くり返しになりますが、その要因として、以下の4点を食生活の面から指摘することができます。

①塩分（＝温める）を悪者にし、極端な減塩志向が強まったこと。

②コーヒー、カレー、バナナ、パイナップル、レモンなど、南方産の食べ物(=体を冷やす)を暑い夏の時期以外にも口にしていること。

③血栓予防と称して、やたらに水分(=冷やす)をとっていること。また、清涼飲料水の自動販売機がいたるところに設置され、水分を多くとりすぎること。

④食品の成分に注意を払わず、化学物質・化学薬品(=体を冷やす)を多く含む食品を常用しがちであること。

このように、現代の食生活には、低体温化を促す落とし穴がいっぱいあります。日頃から食品の成分や特性に関心を持ち、口にする前に食材を厳選する意識を高めていただきたいと思います。

お酒はこうして飲めば体が温まる

ビール、ウイスキー(特に水割り、オンザロック)は体を冷やします。原料の麦に、体を冷やす性質があるからです。

ただし、ブランデーやワインは、北方産の果物のブドウが原料で、それがアルコールの形に変化しているものですから、体を温めるといえます。白ワインより赤ワインのほうが体が温まるのは、色から考えてもすぐわかります。

紹興酒は色が濃く、中華料理（漢民族は北方の民族なので、体を温める料理をとる）につきもの。これも体を温めます。

日本酒は原料が米で、水分も約86％（アルコール度は約14％）と、ビール（水分約93％）よりずっと少ないので体を温めるし、熱燗にすると、その作用がさらに強くなります。

ニンジン・リンゴジュース断食の勧め

ニンジン＋リンゴジュースの驚きの効果

私が伊豆の山の中に、ニンジンとリンゴで作った生ジュースだけを、朝、昼、夕に3杯ずつ、1日9杯飲んでいただき、1週間前後過ごしていただく保養所をはじめて、もう18年以上にもなります。

この間に、2万人以上の方々がおいでになり、過食とストレスからくる体調不良を改善していかれました。最近では、多くのお医者さんもこの断食を体験しに伊豆までいらっしゃいます。

ニンジン・リンゴジュース断食中は、どんな健康な人でも吐く息が臭くなるほか、人によって、黒い宿便が出る、尿が濃くなる、特に皮膚病の人は発疹がひどくなる、濃い痰が出てくる、帯下《たんげ》がひどくなるというように、いわゆる「目ヤニ、鼻糞、大便、尿」という排泄物が一挙に吹き出してきます。このように、排泄反応が強い時は、まったく空腹感がなく、人為的に食欲不振が生じます。

すべての排泄物は、血液の汚れが形を変えて出てくるわけですから、ニンジン・リンゴジュース断食によって血液がきれいになる、ということになります。

何も食べないのに体温が上昇する

ニンジン・リンゴジュース断食中に体温を計ると、面白いことに、何も食べないのに体温は上昇してきます。物を食べてエネルギーを燃やすより、体内に残っている余剰物や老廃物を燃やすほうが、よりスムーズに体熱産生ができるということでしょう。

小鳥が卵を抱く時は、2～3週間ほとんど食べません。親鳥の体熱で卵をかえすのですから、食べたほうが体熱が高くなるのなら、いつもより食べるはずですが、実際は逆なのです。これも、今述べたのと同じような理屈だと思われます。

ともかく、ニンジン・リンゴジュースによる断食中は、「食欲不振」と「発熱」という二人の名医がフル回転するわけですので、肥満はおろか、種々の体調不良の人が、驚くべき回復をされることがよくあります。

まさに「逆もまた真なり」で、食べすぎると、その消化・吸収のために胃腸に血が集まり、熱を生み出す主要部分である筋肉や肝臓、脳へ行く血流が不足し、体熱の産生がままならなくなります。そのため、食べてもかえって「体温低下＝冷え」をきたし、種々の病気の原因の一つになるわけです。

「腹八分に病なし、腹十二分に医者足らず」という俗言は、「冷え」の観点から見ても真理であるということが、おわかりいただけると思います。

簡単にできる「プチ断食」の基本食

「プチ断食」の勧め

ニンジン・リンゴジュース断食は、水だけしか飲まない断食に比べてずっと安全で、私の保養所でもいまだ事故は起こっていません。

ただし、ごくまれに頻脈や動悸を訴える方や、頭痛、吐き気をもよおす方などがおられます。これらは断食中に起こりがちなもので、われわれ専門家から見ればたいしたことではなく、すぐに対処もできるものですが、万全を期するためにも、専門家のもとで行なったほうが安全です。

とはいえ、ニンジン・リンゴジュース断食はやってみたいが、専門の道場や施設に行く時間がない、という人も多いことでしょう。そのような人には、次に紹介する「プチ断食」をお勧めします。

これは、週に1回程度、ニンジン・リンゴジュースを基本にして軽い昼食と和食中心の夕食を食べるものですが、十分に健康増進につながります。期間は短くても、くり返すことによって、正式な断食ほどではありませんが、かなりの効果が得られるはずです。

体を強力に温める三度の食事とは?

以下に挙げる「プチ断食」の基本食は、体を温め、健康の維持や増進、病気の予防に最適です。食べすぎと「冷え」が目立つ現代人にとって、宿敵ともいえる肥満、高脂血症、脂肪肝、高血圧、痛風などにも、驚くほどの効果があります。

アレルギー（喘息、湿疹、アトピー、鼻炎）や胃腸病、婦人病、リウマチや潰瘍性大腸炎などの自己免疫病などの病気も、「冷え」と大いに関係しているので、この食生活を続けることで「冷え」を退治すれば、これらの症状も改善に向かっていきますし、ガンの予防、再発や転移の防止にも有効です。

「プチ断食」の朝・昼・晩の食事は、次のようなものです。

●朝食……ニンジン・リンゴジュースだけをとる。

①ニンジン2本（約400g）とリンゴ1個（約300g）をジューサー（ミキサーではありませんので注意）にかけて、約480cc（コップ2・5杯）の生ジュースを作り、これをゆっくり噛むようにして飲みます。朝食はこれだけです。もし、この①のジュースを飲むと体が冷えるような感じがするなら、

②「生姜紅茶」（黒砂糖またはハチミツ入り＝作り方は134ページ）を1〜2杯飲みます。生ジュースが苦手な人や、飲むと体が冷える人は、この生姜紅茶を飲むだけでもいいのです。要するに、これ以外の食べ物をとらないことが大切です。

●昼食……そば、または軽く和食をとる。

そばは、ざるそば、トロロそば、ワカメそばのいずれかにし、長ネギやワサビ、七味唐辛子などの薬味は存分にふりかけます。

●夕食……和食を中心に、好きなものを、好きなだけ、よく噛んで食べる。

アルコール好きの人は、飲みすぎない限り、適度に飲んでOKです。

プチ断食の食生活パターンに慣れると、空腹を感じたり、力が出ないといった感覚に襲われる心配はありません。日中に空腹を感じたり、水分が欲しい時は、

生姜紅茶（黒砂糖またはハチミツ入り）か、ふつうの紅茶を飲むといいでしょう。

この食生活を実行し、第4章で紹介する運動法や入浴法で体を温めても、なお体調が改善しない時は、何を食べるかというよりも、よく噛むことや、食べる物を少なくすることに主眼をおいて実行しましょう。

同時に、生姜湿布（159ページ）を患部に施したり、症状に合わせて梅醤番茶《ばいしょうばんちゃ》（135ページ）や卵醤《らんしょう》（138ページ）などの体を温める飲料をとるようにします。

プチ断食が万病の予防・改善につながる

朝食は英語でbreakfastといいます。これは、「fast（断食）をbreak（やめる）食事」という意味です。私たちは、夜食をとらない限り、夕食から翌日の朝までは何も食べずに過ごします。どんなに食生活が乱れた人でも、睡眠中は何も食べません。つまり就寝中は、短い時間であれ、断食をしている状態にあるわけです。

断食経験がある人ならご存じと思いますが、数日間の断食をした後の最初の食事は、薄い重湯《おもゆ》からはじまります。そして、次は重湯、その次はお粥《かゆ》と、徐々に食事の量を増やしていきます。

断食後にいきなり普通食を食べると、嘔吐、下痢、腹痛などを起こしたり、いいようもない不快感とだるさを感じたり、悪くすると腸捻転《ちょうねんてん》を起こしたりもするからです。これは、休息していた胃腸にいきなり食べ物を入れることにより、胃腸が対応できないために起こるものなのです。

それと同様に朝食は、いうならば「ミニ断食」をした後の1食目ということですから、食べたくない人は食べる必要はまったくありません。たとえ食べたい人でも、高脂血症や糖尿病、脂肪肝、痛風など栄養過多病で悩んでいる人は、食べないほうがいいのです。

ところが、現代の医学者や栄養学者は、「朝食は1日の活動のエネルギー源になるし、朝は体の働きを統合している脳に栄養を与えなければならないので、必ず食べましょう」と主張します。いったい、どちらが正しいのでしょうか。

結論からいうと、脳の覚醒と全身の細胞の活動のためには、朝は糖分さえ補えばいい、ということになります。

なぜなら、脳や筋肉をはじめとする体のほとんどの細胞のエネルギー源は、ほぼ100％が糖分に由来しているからです。したがって、糖分が決定的に不足すると起こる「低血糖発作」は存在しますが、「タンパク質の不足による低タンパク発作」や「脂肪不足が原因の低脂肪発作」などは、この世に存在しません。

そこで、先に挙げた「基本食」になるわけです。ニンジン2本とリンゴ1個で作る生ジュースは、糖分、ビタミン、ミネラル、適度な水分を十分に含んでいます。そのうえ、胃が吸収するに際しても、睡眠という「ミニ断食状態」から目覚めたばかりの胃腸に負担をかけないですむのです。

ニンジンとリンゴは体にいいことばかりの食べ物

ニンジンの学名はDaucus Carrotaといいます。このdaucusは、「温める」という意味のギリシヤ語です。先に述べた漢方医学の陰陽論でも、赤い色をして硬い根菜類のニンジンは、体を温めてくれる食品でした。

そのうえ、糖分もたくさん含んでいるので、朝、眠りから十分に覚めていない脳や体の全細胞に、糖やビタミンやミネラルを供給し、熱を与えて1日の活動をはじめる際の原動力になります。

リンゴ（学名はMalus pumila Mill）は、もともと中近東やコーカサスの原産で、アラビア民話には古くから「万病の薬」として登場しており、イギリスでは、「1日1個のリンゴが医者を遠ざける」という諺《ことわざ》があるほどです。

リンゴには、多くのビタミン類（A、B群、C）をはじめ、糖類、酵素、酸類（リンゴ酸、クエン酸、酒石酸）、ナトリウム、カルシウム、マグネシウム、鉄などのミネラルが豊富に含まれています。リンゴ酸には、体内の炎症を治し、浄化する作用があるため、発熱疾患に対しては解熱効果があり、気管支炎や風邪の場合には痰を取り除く作用や、抗炎症作用を発揮します。

また、リンゴに含まれるカリウムとリンゴ酸には、腸の働きを活発にする働きがあり、便秘の解消にもなります。ほかに、肝臓病、腎臓病、リウマチ、痛風、湿疹、肥満、心臓病など、さまざまな疾患にも効能が認められています。

このように、ニンジン・リンゴジュースは、健康のために申し分のない飲み物なのです。ただし、体を温める効果のあるニンジンと、北方産で体を冷やす心配のないリンゴから作ったジュースといえども、「ジュース」という水分にすると、まれに「冷え」を感じたり、胃のむかつきや「冷え」からくる肩こり、頭痛を訴える人がいます。そういう時は、この生ジュースの飲用量を減らし、生姜紅茶に黒砂糖かハチミツを入れて飲みましょう。これならば糖分を十分に含んでいるうえに、生姜紅茶によって体温が上がるため、午前中に特有のだるさやうつ気分がとれ、排尿が促されて血液も浄化されるからです。

朝、ニンジン・リンゴジュースを作る時間的余裕がない人や、飲むと体が冷える人は、この生姜紅茶を1～2杯飲むだけでもいいのです。

「昼食にそば」が体の働きを高める

基本食で、昼食にそばを勧めるのにも理由があります。

この昼食は、前日の夕食から、朝のニンジン・リンゴジュースをはさんだ約18時間の「ミニ断食」をした後の、補食の1食目ということになりますが、そばは消化がいいため、補食の1食目として胃腸に負担がかからないからです。

加えて、そばには糖分および8種類の必須アミノ酸をすべて含む優秀なタンパク質や、ビタミン、ミネラルが存分に含まれるうえに、北方産で濃い色をしているので、体を温める作用に優れています。つまり、必要な栄養分をとりながら、しっかり体を温めるという点で、じつに理想的な補食メニューなのです。

これに長ネギや七味唐辛子をたっぷりふりかけて食べると、長ネギの中に含まれる硫化アリルという成分や、唐辛子が含むカプサイシンが血行を促し、体を温めて発汗作用を発揮するために、血液をきれいにしてくれます。

また、薬味の定番であるワサビには、食欲増進効果のほか、大腸菌、ブドウ球菌、緑膿菌などに対する抗菌効果があるので、食中毒を防ぎ、整腸作用を促しますし、胃や十二指腸潰瘍の予防や改善にも役立ちます。

温かいワカメそばやトロロそばにすると、さらに効果が倍増します。ワカメには、さまざまなビタミンやミネラル、食物繊維が野菜よりもずっと多く含まれているうえ、降圧作用や効コレステロール作用を有するアルギン酸や、抗ガン作用のあるセレニウムなども含まれていますし、山芋には、滋養強壮作用を有するネバネバ成分のムチンや、血糖を低下させるデオスコランという物質をはじめ、消化酵素のジアスターゼやアミラーゼも含まれているからです。

体にいいことばかりの「そばメニュー」は、昼食は外でというビジネスマンにとっても、理想的な食品といえます。

夕食は好きなものを好きなだけ

プチ断食中の夕食は、和食を中心とすれば、好きなものを好きなだけ食べて結構です。「好きなだけ」とはいっても、朝食はニンジン・リンゴジュース、昼食はそばだけにしているので、1日のトータルの食事量として見れば腹八分目となり、食べすぎの害は防げています。

一般に、食事制限をすると、「食べた」という満足感がないため、常にイライラしたり、反動で食べすぎたりすることが多いものです。しかし、この基本食なら、夕食で十分に満足するので、夜食や間食に手が伸びる心配もありません。

もちろん、何を食べてもいいとはいっても、「体を温める食材」を中心にすることが基本です。加えて、よく噛んで食べることも体を温めるうえで重要なので、忘れないようにしましょう。

市販のジュースを利用する時の注意点

「毎回、生ジュースを作るのは大変」という人もおられるようですが、ニンジン・リンゴジュース断食に用いるジュースは、極力、家庭で作ったしぼりたての新鮮なものを使うのが基本です。

しかし、オフシーズンでリンゴが手に入らないような地域もあるでしょうし、出張の多いビジネスマンの場合、ホテルにジューサーを持ち込むことは不可能でしょう。そんな時は、代用として、有機栽培のニンジンジューズやリンゴジュースを利用するのも1つの方法です。

リンゴが手に入らない夏季に限って、ニンジンは生のものをジュースにし、市販の缶入り100%リンゴジュースと混ぜてもよいでしょう。

第3章

簡単・おいしいメニュー&ドリンク

陽性食品を素材にした簡単・おいしいメニュー

体が冷えやすい人つまり陰性体質の人は、第2章で述べたような陽性食品を選び、しっかり食べて体質を間性に変えれば健康になり、病気を治すことができるといえます。

逆に、陽性体質の人は、陰性食品をとって体質を間性にすれば、体調がよくなるわけです。

ところが、高血圧や血栓症（脳梗塞、心筋梗塞）、脂肪肝、痛風、糖尿病などの陽性病も進んでくると、体本来が持っている解毒作用の衰えや、体内が水たまり状態になる水毒《すいどく》によって血行が悪くなり、体熱が相対的に不足してくるので、体を温める陽性食品をとるようにしないといけません。

そこでここでは、おいしくて体を温めてくれる「陽性料理」を紹介します。どれも身近な食材で簡単に作れるものばかりですので、ぜひ試してみてください。そして、これらを食べて健康になりましょう！

小豆コンブ

常に食卓にのせたい一品。小豆には利尿・強心作用があり、コンブは血圧を下げます。ともに食物繊維が豊富で、腸を温め、便通をよくする食材です。

●材料（1人分1回量）

小豆／50g、コンブ／適量、水／600〜700cc（コンブの量に応じて）、自然塩／少々

●作り方

❶小豆とコンブを鍋に入れ、それらが完全に浸るまで水を加える。

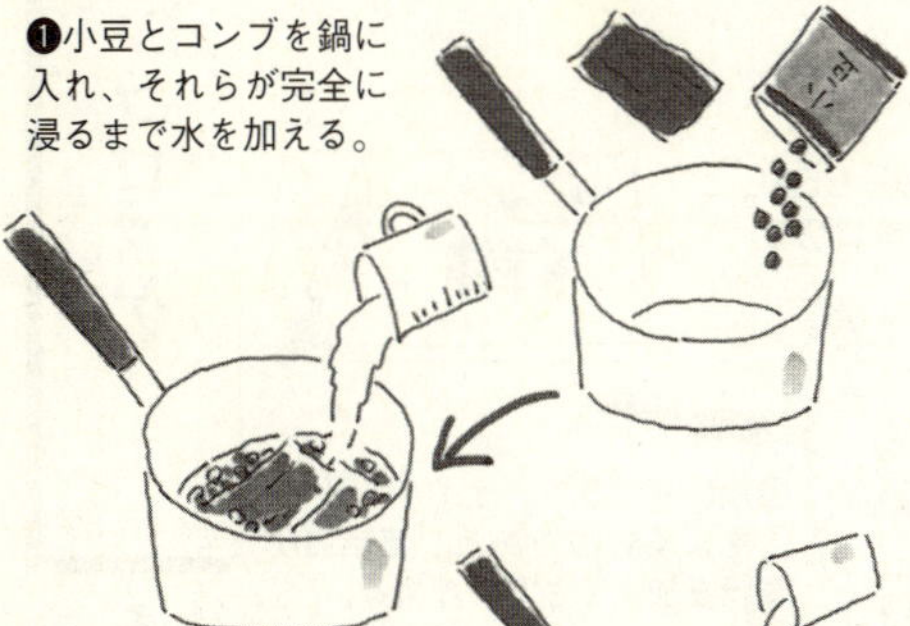

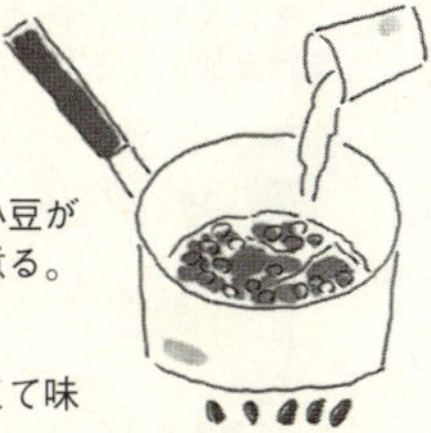

❷時々水を加えながら、小豆が柔らかくなるまで十分に煮る。

❸好みの量の自然塩を加えて味付けをして、できあがり。

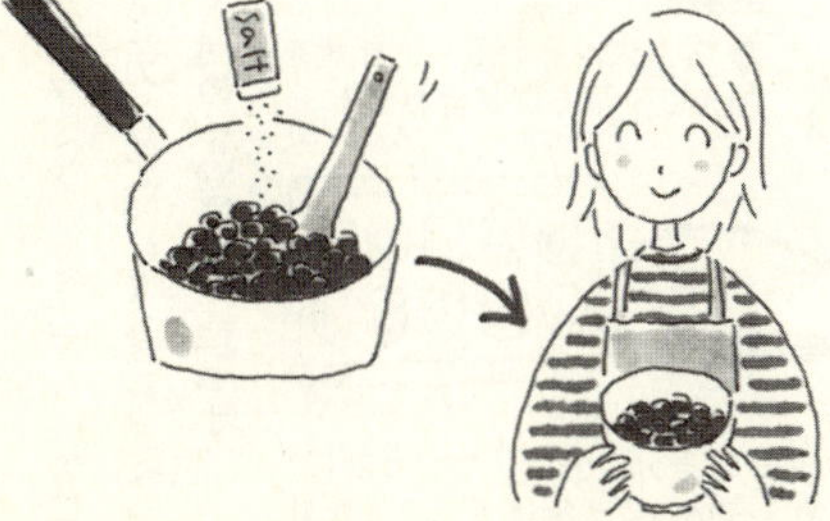

ニンジンコロッケ

ニンジンは、体に必要なビタミン、ミネラル、カロチンのほとんどすべてとガン予防になるビタミンA、C、Eを含み、体を温める効果が抜群です。

●材料（4人分）

ニンジン／200g、エノキタケ／50g、サフラワーオイル／大さじ1.5、無精白小麦粉／40g、豆乳／200cc、卵黄／1個分、塩・コショウ／少々、衣（小麦粉、とき卵、パン粉）・揚げ油（植物油）／適量

●作り方

❶ニンジンはみじん切り、エノキタケは長さ2㎝に切る。

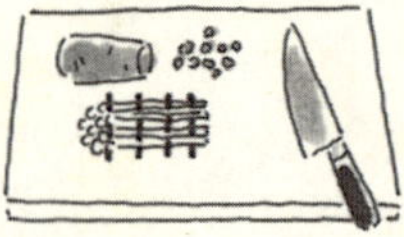

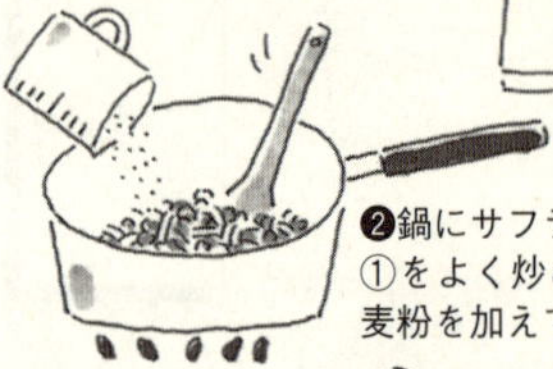

❷鍋にサフラワーオイルを熱し、①をよく炒めたあと、無精白小麦粉を加えてさらに炒める。

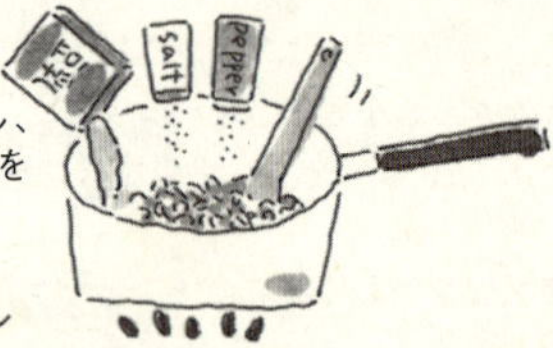

❸ ②を豆乳でのばし、塩・コショウで味を調える。

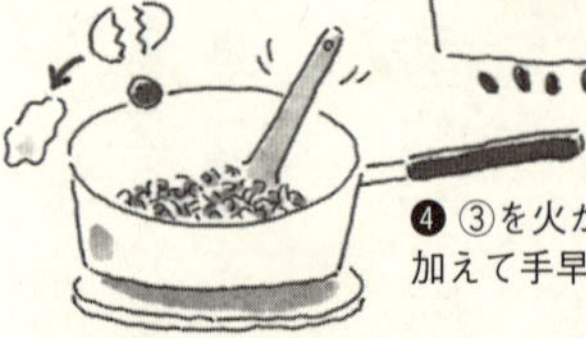

❹ ③を火からおろし、卵黄を加えて手早く混ぜ合わせる。

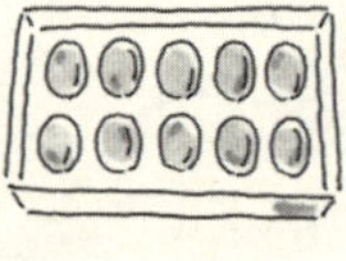

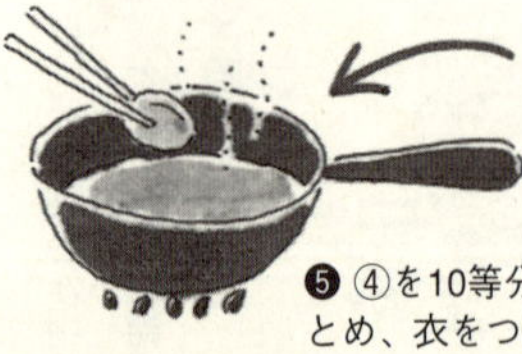

❺ ④を10等分に分け、たわら型にまとめ、衣をつけて揚げてできあがり。

たたきゴボウ

炒りゴマの香りが食欲をそそる、箸休めに最適な一品。ゴボウの解毒作用で体内の老廃物が水分と一緒に排出され、水毒による皮膚病に効きます。

●材料(4人分)

ゴボウ／150g、白ゴマ／大さじ1.5、しょう油／大さじ2、みりん／大さじ1.5

●作り方

❶ゴボウの表皮を薄くこそぎ落とし、回しながらすりこぎの先で軽くたたき、潰れない程度に砕く。

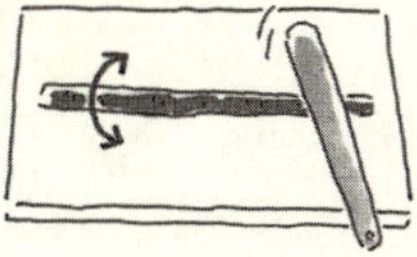

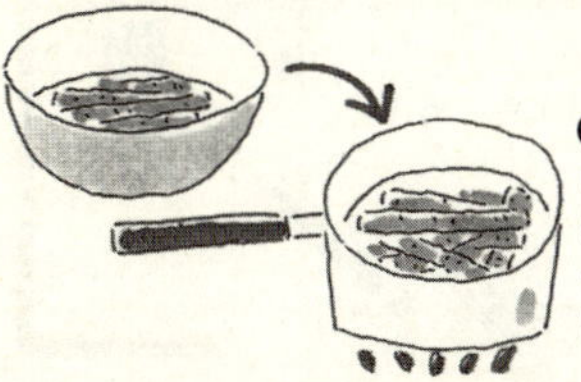

❷ ①を鍋に入るくらいの大きさに切り、水に入れてアク抜きし、たっぷりの水から茹でる。

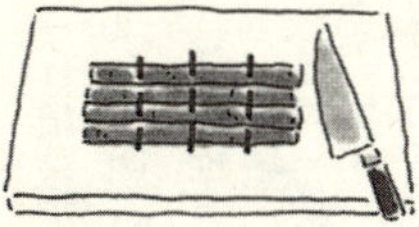

❸茹で上がったゴボウを5㎝の長さに切り揃える。

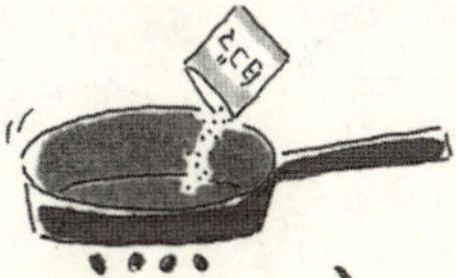

❹ゴマを香りよく炒り、すり鉢で半ずりにして、しょう油とみりんで味を調える。

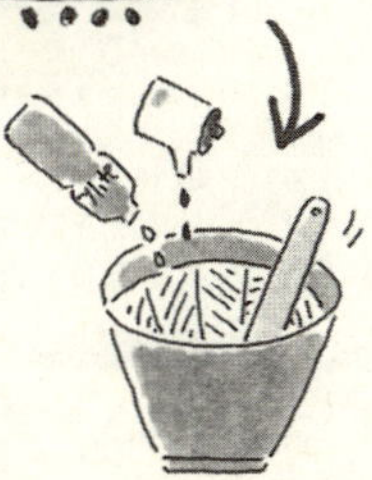

❺ ④の中に③を漬け込む。ゴボウに味がなじんだらできあがり。

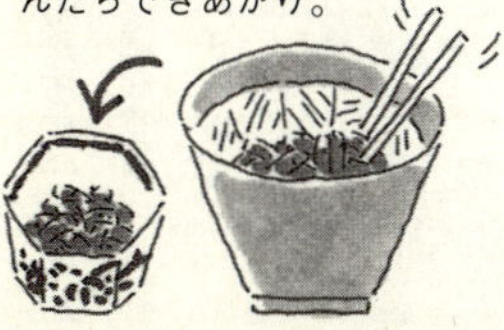

小カブの炒め物

カブは根菜類なので体を温める作用があり、陰性体質（冷え性）の人が常食するのに最適な食材。甘味づけは陰性食品の白砂糖ではなくハチミツで。

●材料（4人分）

小カブ／600g、油揚げ／2枚、ゴマ油／大さじ1.5、だし汁／2カップ、ハチミツ／小さじ2、しょう油／大さじ2.5、酒／大さじ1、塩／少々

●作り方

❶小カブは軸を2㎝残して切り、縦に皮をむいてから放射状に6つ切りにする。

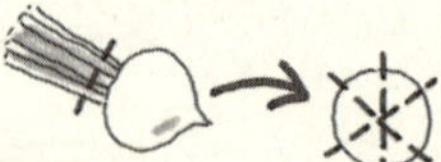

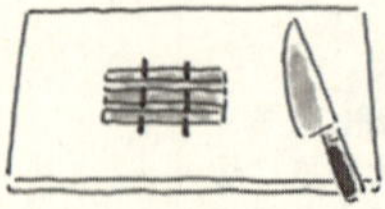

❷切り落とした小カブの軸の部分は長さ3㎝に切る。

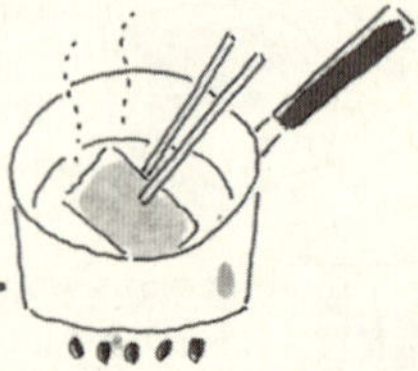

❸油揚げを湯に通して油抜きし、縦2つ切りにしたあと千切りにする。

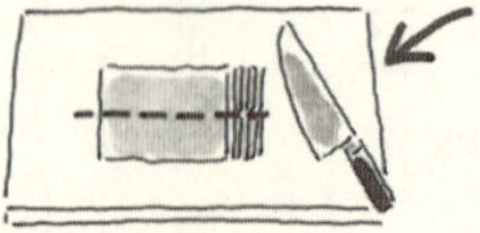

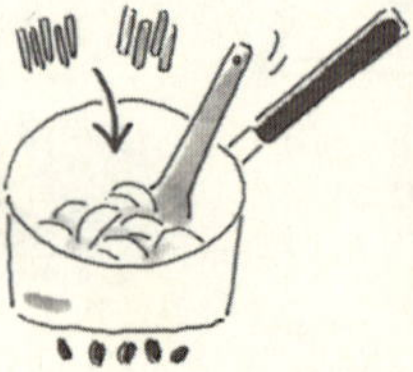

❹鍋にゴマ油を熱して①を入れて炒め、半透明になったところで②と③を加える。

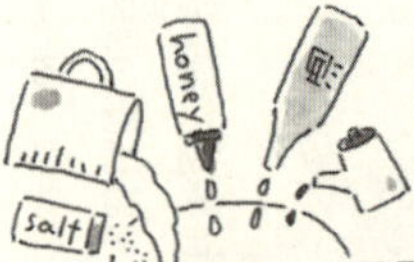

❺ ④にだし汁を加え、調味料で味を調えて、煮汁の1/3まで煮詰めたらできあがり。

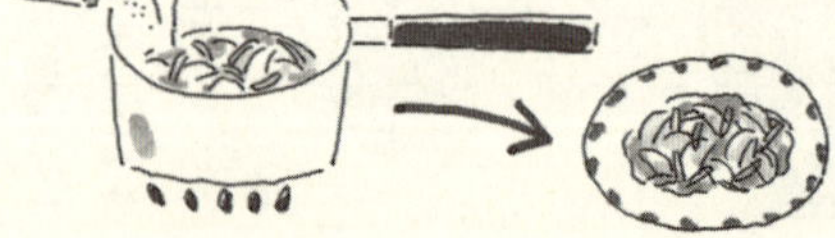

ジャガイモのトルティジャ・デ・パタタ

ジャガイモは地下に育ち、横に伸びる塊茎類《かいけいるい》で、体を温める陽性食品としては根菜類に準ずるものです。玉ネギには血行を促進する効果もあり。

●材料（4人分）

ジャガイモ／400g、玉ネギ／100g、卵／4個、塩・コショウ／少々、揚げ油（植物油）／適量

●作り方

❶ジャガイモは皮をむき、薄切り。玉ネギも薄切りにしておく。

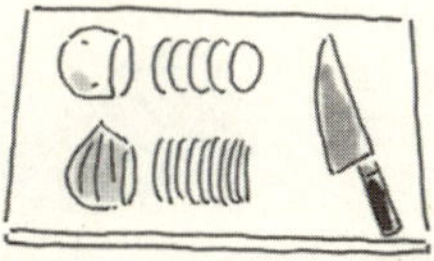

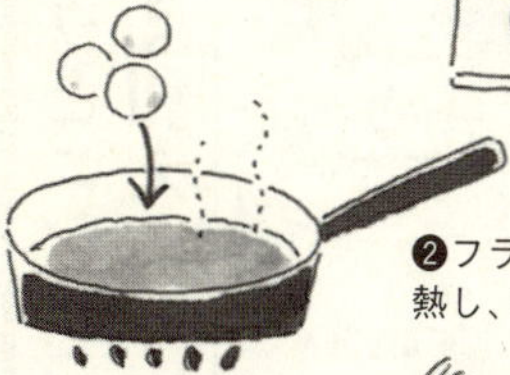

❷フライパンに多めの油を熱し、ジャガイモを揚げる。

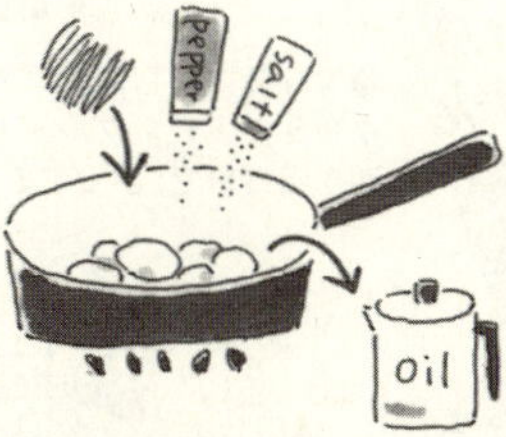

❸ ②が揚げあがったら、油だけを除き、そこに玉ネギを加えて炒め、塩・コショウで味を調える。

❹ とき卵を③に加え、全体に混ぜてまとめ、蓋をして弱火で両面をじっくり焼きあげる。ワカメやダイコンのサラダを付け合せにして盛りつけてできあがり。

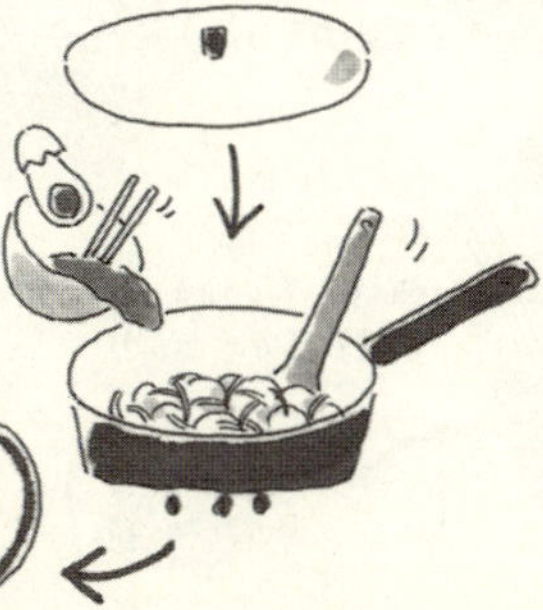

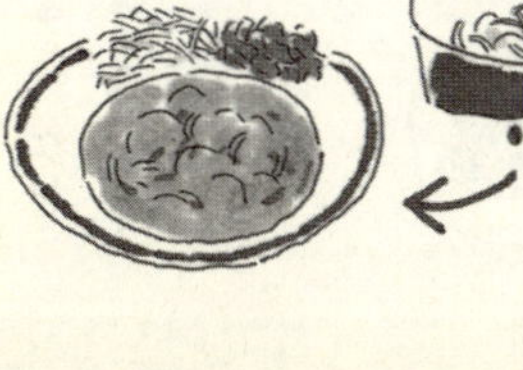

ホウレンソウとニンジン葉のクルミ和え

ホウレンソウやニンジン葉が含むカロチン、クルミが含むビタミンEは、血行を促進して体を温めます。尿酸の分解・排泄などにも効果があります。

●材料（４人分）

ホウレンソウ／300g、ニンジン葉／50g、和え衣（クルミ／みじん切りで1/4カップ、薄口しょう油／小さじ1、だし汁／大さじ1）

●作り方

❶ホウレンソウ、ニンジン葉を色よく茹でて、長さ３㎝に切る。

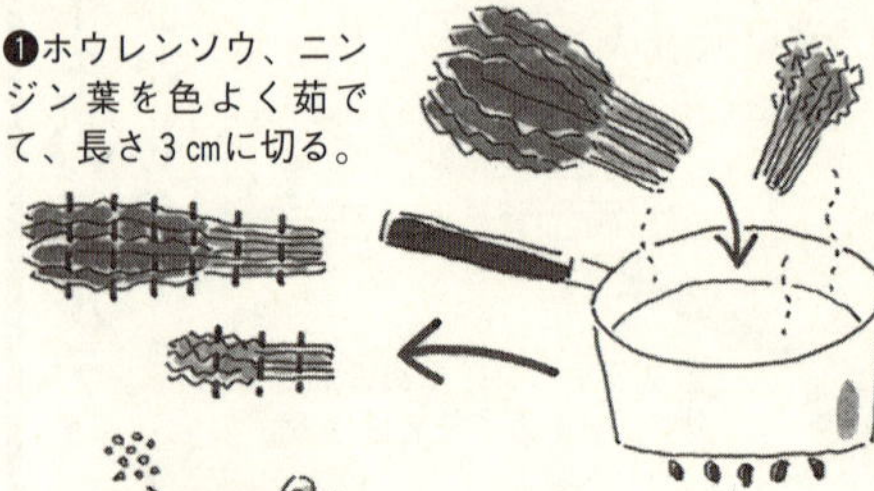

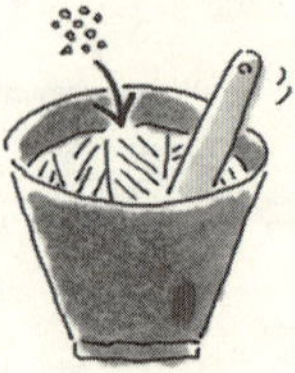

❷すり鉢にみじん切りのクルミを入れ、クルミの油が出るまで、よくする。

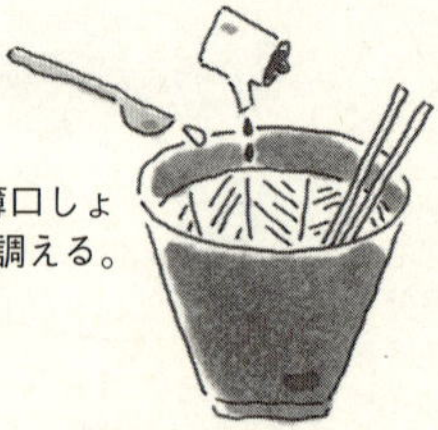

❸ ②がすりあがったら、薄口しょう油とだし汁を加えて味を調える。

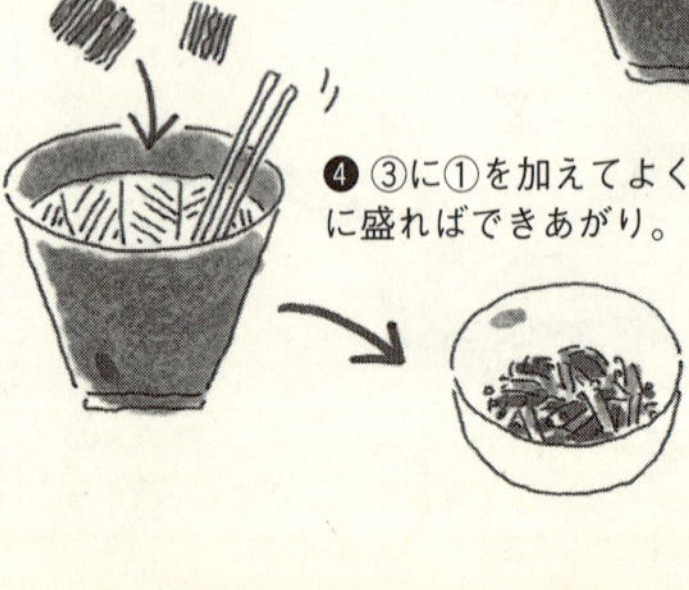

❹ ③に①を加えてよく和え、器に盛ればできあがり。

セロリのきんぴら

セロリは、強壮・強肝作用や、骨、血管、腎臓に沈着した尿酸の沈殿物を溶かす働きがあり、葉菜類の中ではもっとも陽性に近い体を温める野菜です。

●材料（4人分）

セロリ／200g、ちりめんじゃこ／大さじ2、ゴマ油／小さじ1、しょう油／小さじ2、みりん／小さじ1.5

●作り方

❶セロリを斜め薄切りにする。

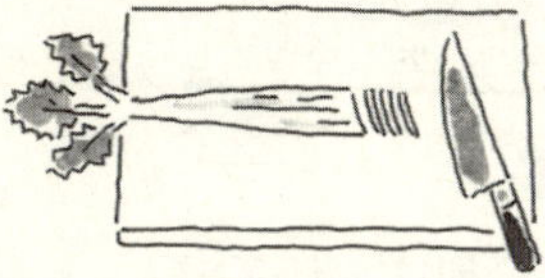

❷鍋にゴマ油を熱し、ちりめんじゃこを炒め、セロリを加えてさらに炒める。

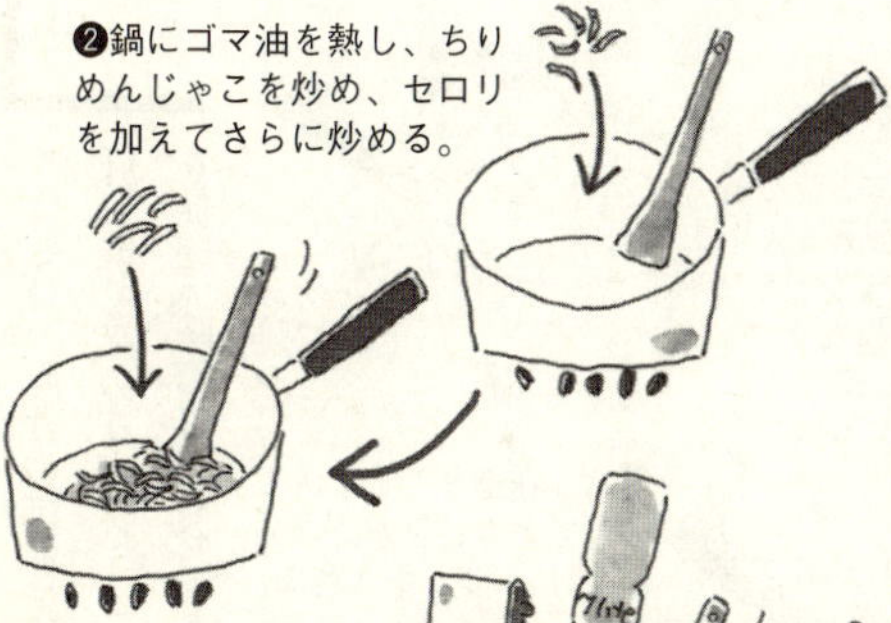

❸しょう油、みりんで味を調えたら火を止めてできあがり。

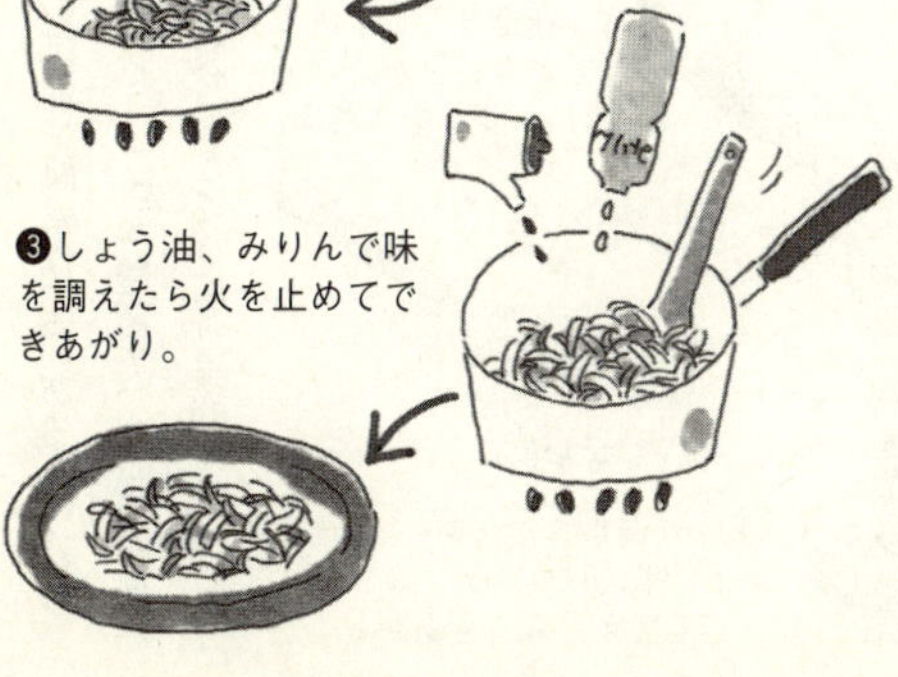

シジミの味噌汁

シジミは、胆汁の排泄や解毒作用のあるタウリン、肝機能を高めるビタミンB_{12}が豊富で、肝臓の血流を促進。味噌と合わせるとさらに効果的です。

●材料（4人分）

シジミ／1.5カップ、水／4カップ、だしコンブ／5cm、八丁味噌／40g、春菊／3本

●作り方

❶シジミは真水につけて砂を吐かせてから、よく洗ってぬめりをとる。

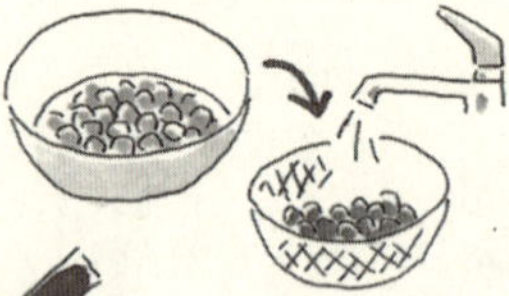

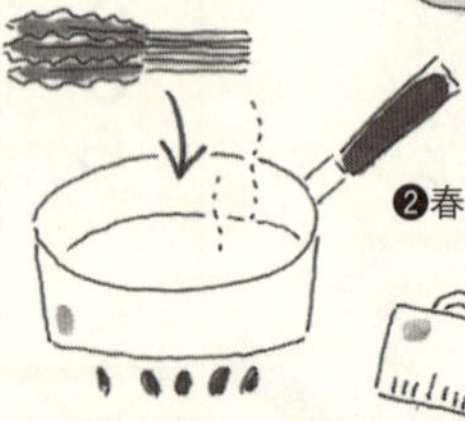

❷春菊は軽く茹でておく。

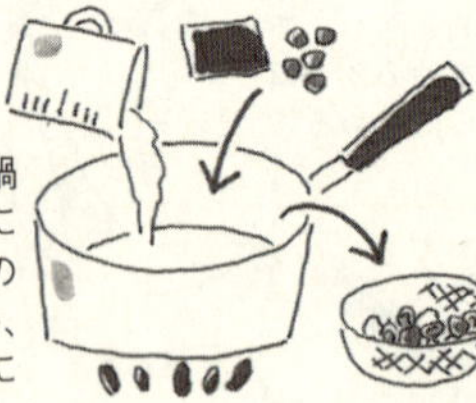

❸シジミとだしコンブを鍋に入れ、水を加えて火にかける。沸騰してシジミの口が開いたら火を止め、シジミのみを一度ザルにとる。汁は残しておく。

❹八丁味噌をこして、③の汁でとき、ふたたび火にかけ、シジミを入れる。

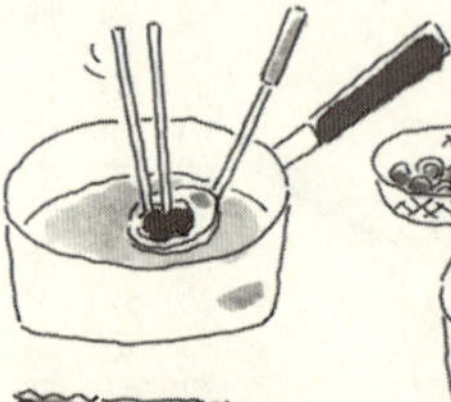

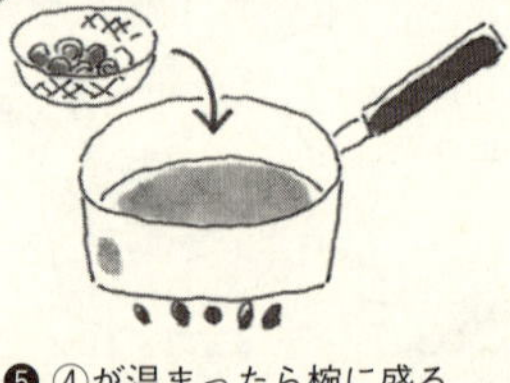

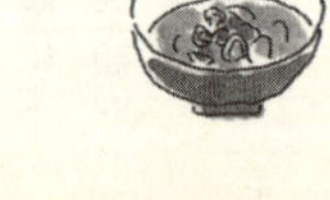

❺ ④が温まったら椀に盛る。②を小口切りにし、浮き身として加えたらできあがり。

柳川鍋

柳川鍋に使うドジョウとゴボウは、ともに色の黒い食品。2つの組み合わせで体を温める効果がさらに高まります。アツアツのうちに召し上がれ。

●材料（4人分）

ドジョウ／200g、ささがきゴボウ／1本分、煮汁（だし汁／2カップ、薄口しょう油／大さじ3、しょう油／大さじ1.5、三温糖／大さじ2、酒／大さじ2）、卵／3個

●作り方

❶ドジョウは背を開き、内臓・骨・頭を除き、酒と水半々の中で血を洗い落とす。

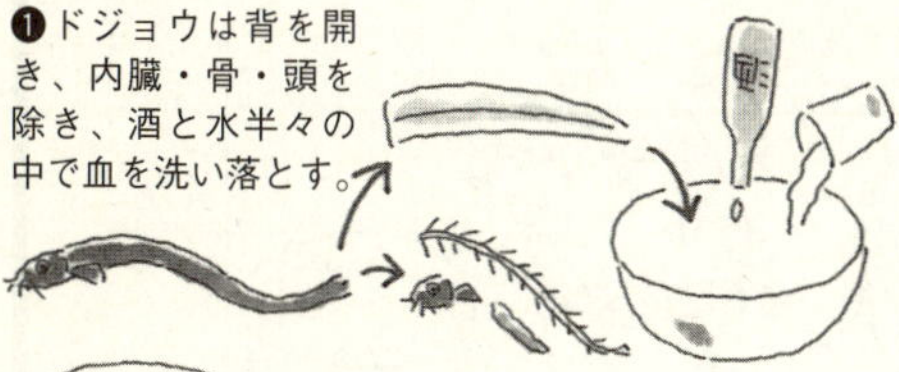

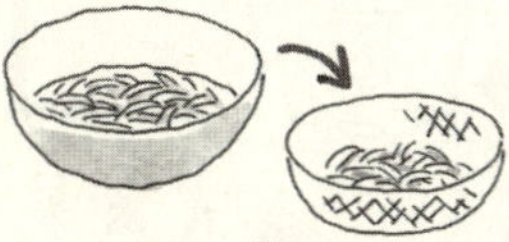

❷ささがきゴボウは水にさらしたあと、ザルにとって水気を切る。

❸煮汁を鍋に入れ、ひと煮立ちさせる。

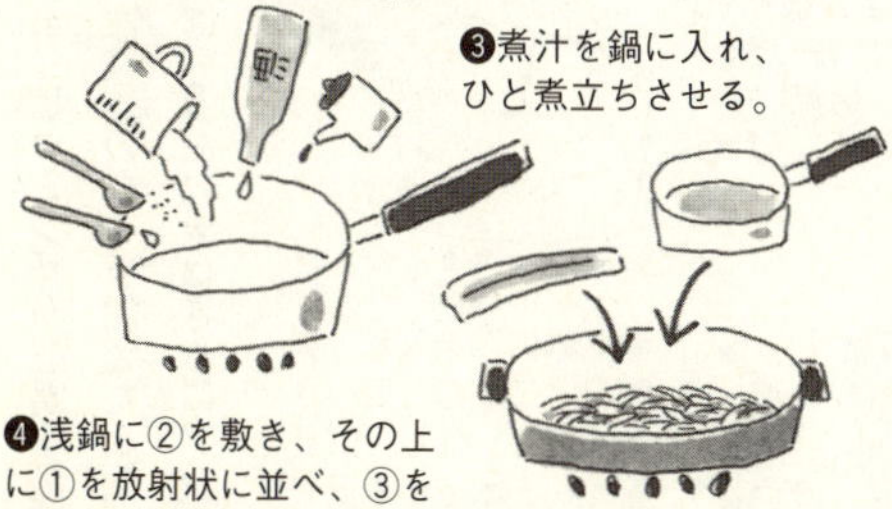

❹浅鍋に②を敷き、その上に①を放射状に並べ、③を注いで火にかける。

❺④に火が通ったところに、とき卵を流し込む。蓋をして火を止め、とき卵が半熟になるくらいに蒸らしたらできあがり。

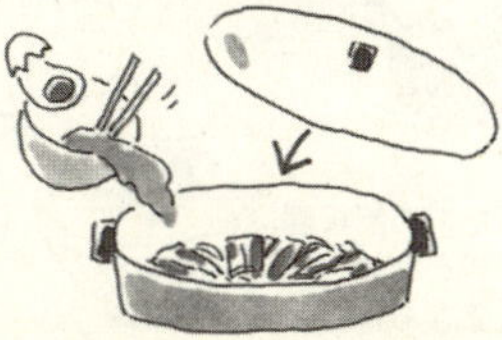

タイ飯

白米よりビタミン類が豊富な胚芽米に、赤い色をした陽性食品のタイを加えたご飯。紅生姜を彩りに添えれば、温め効果はさらにアップ。

●材料（４人分）

タイの切り身／100g、調味料（三温糖／大さじ1.5、塩／小さじ1.5）、胚芽米／2カップ、酒／50cc、薄口しょう油／大さじ1、塩／小さじ1/3、紅生姜千切り／少々

●作り方

❶胚芽米を軽く洗い（洗いすぎるとせっかくの栄養が流出するので注意）、炊飯器に適量の水、酒、薄口しょう油、塩小さじ1/3を入れて炊く。

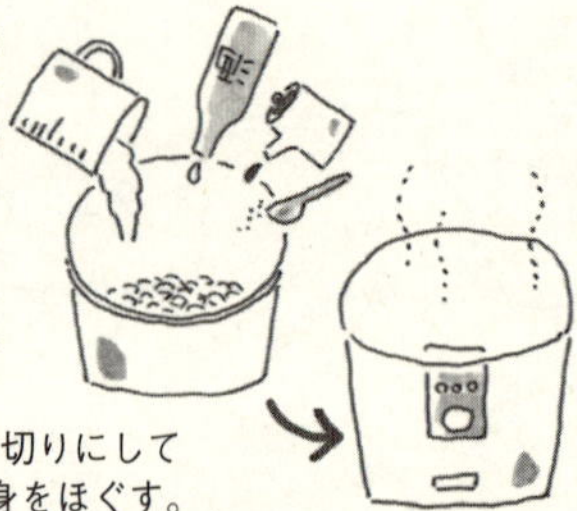

❷タイはあら切りにして熱湯で茹で、身をほぐす。さらにそれをふきんで包み、手でもみほぐす。

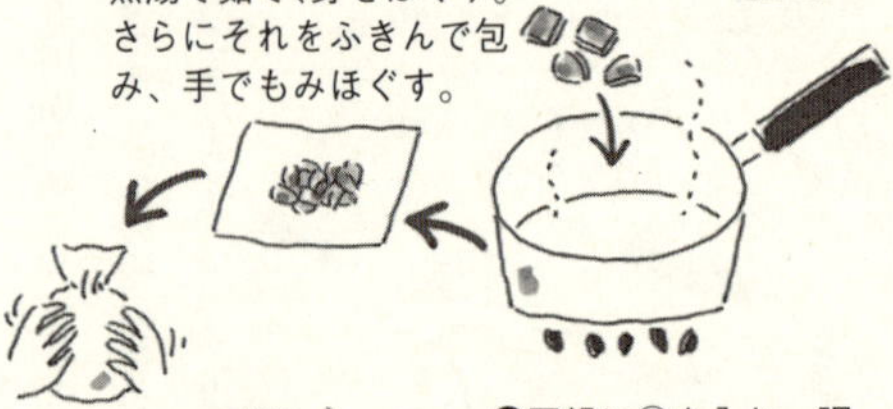

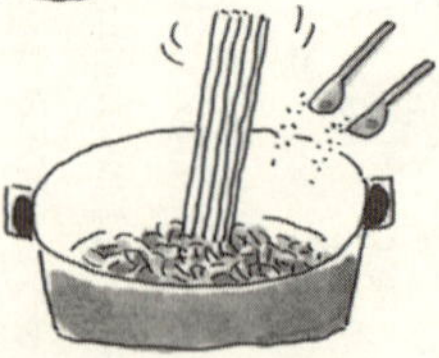

❸平鍋に②を入れ、調味料（三温糖と塩小さじ1.5）を加え、割り箸４～５本でかき混ぜながら、そぼろにする。

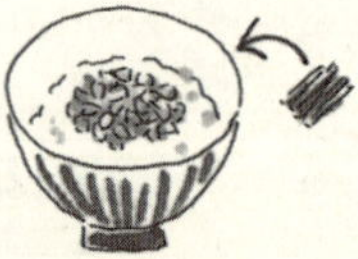

❹炊き上がった①を器に盛り、その上に③をかけ、紅生姜を添えてできあがり。

日頃から愛飲したい「ホカホカドリンク」

ここでは、簡単にできる手作りの、体を温める飲み物を紹介します。陽性食品の王様ともいえる生姜をベースにした飲み物や、レンコンやダイコンなどの根菜類を使うものなど、どれも体を芯から温めてくれるものばかりです。また、これらは思いのほか飲みやすいだけでなく、おいしいので、口にして驚くかもしれません。

ぜひ食事の合間や入浴後、寝る前などに愛飲してください。熱い紅茶にすりおろした生姜《しょうが》を入れた生姜紅茶などは、オフィスの休憩時間に飲めば無理なく取り入れることができるでしょう。

そして、毎日飲み続けているうちに、体の調子が良くなっていくのを必ず実感できるはずです。ただし、なかには効果が強力なものもあるので、飲み方の注意をきちんと守るようにしましょう。

なお、以下に紹介する飲み物の材料は、すべて1回分の分量です。どの飲み物も、作ったら冷めないうちに飲むようにしてください。

生姜湯——「冷え」を取り除く基本のドリンク

生姜《しょうが》湯《とう》は、湯の中にすりおろした生姜を入れ、甘味を加えて飲むだけの、非常に簡単な飲み物です。

しかし、その効果は絶大。冷え性、全身のこり、頭痛・腰痛・膝痛などのさまざまな痛み、生理痛・生理不順など女性特有の症状、風邪の引きはじめ、下痢、腹痛、胃腸病などによく効きます。1日に1～3回服用するといいでしょう。

生姜湯の作り方

①生姜をすりおろし、茶こしに入れる。

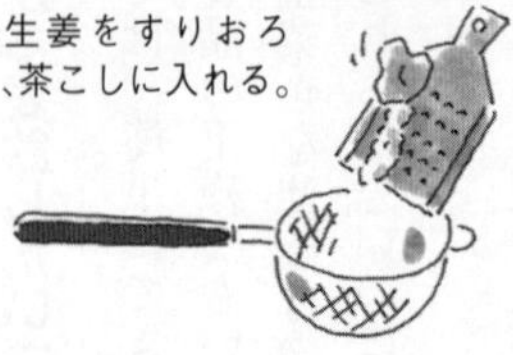

②その上から熱湯を注ぎ、湯のみ茶碗をいっぱいに。

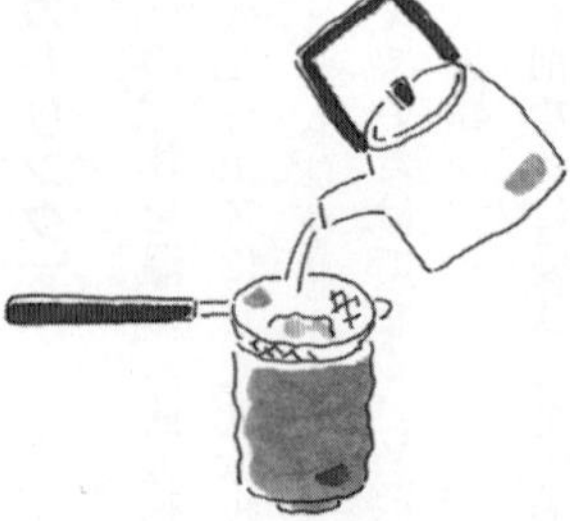

③黒砂糖、ハチミツ、プルーンをお好みで入れる。

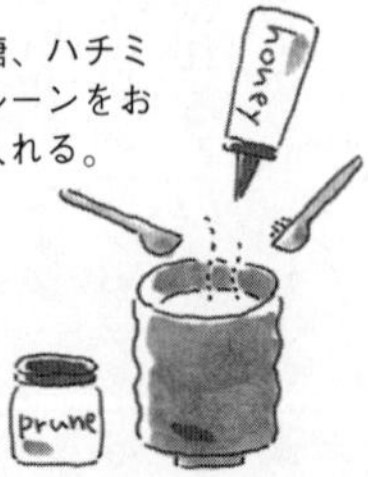

材料
ひね生姜10g、お湯、甘味として黒砂糖、ハチミツ、プルーンなど少量。

作り方
① 親指大のひね生姜を、おろしがねですりおろし、茶こしに入れる。
② ①の上から熱湯を注ぎ、湯のみ茶碗にいっぱいにする。
③ 甘味として、②に黒砂糖、ハチミツ、プルーンなどを好みで入れて飲む。

なお、滋養強壮作用がより高まる葛の粉を、生姜湯に少し加えると、発汗・保湿・健胃作用がさらに高まります。

ネギ加生姜湯――疲労感がとれにくい人にお勧め

ネギ加生姜湯は、生姜のしぼり汁に刻んだ長ネギと熱湯を加えた飲み物です。長ネギ、ニラ、ニンニク、玉ネギなど、においの強い野菜には、アリシンという物質が含まれています。

アリシンは、ビタミンB_1と結合すると、強力な疲労回復作用を持つアリチアミンという物質に変化します。これらの野菜が、疲労回復や滋養強壮にいいといわれるのも、そのためです。

長ネギを刻んで味噌汁に入れたり、薬味として食べている人は多いと思いますが、このようにドリンクとしてネギをとるのも、ちょっと目先が変わっていいものです。

材料

ひね生姜10g、長ネギ10g、お湯。

作り方

①長ネギを細かく刻み、湯のみ茶碗に入れる。
②ひね生姜をおろしてガーゼで絞り、①に約5cc（10滴ぐらい）加える。
③熱湯を湯のみ茶碗に半分ほど注いで飲む。

ニンニク加生姜湯——体の衰えを感じている人に

滋養強壮・疲労回復作用のあるニンニクと生姜を煎じた飲み物です。

材料

ひね生姜20g、ニンニク20g、水コップ3杯（約500㎖）、ハチミツ少々。

作り方

①ニンニクは皮をむき、生姜は皮つきのまま、それぞれ薄切りにする。
②コップ3杯の水を鍋に入れ①を加えて火にかけ、水が半分になるまで煎じる。
③煎じ汁をガーゼか茶こしでこして、ハチミツ少々を加えて飲む。

シソ葉加生姜湯――胃を温め、ストレスによるうつを改善する

シソの葉は、体や胃を温める作用のほかに、生姜同様、「気を開く」作用もあるので、ストレスからくるうつ状態の改善に効果があります。

材料

ひね生姜10g、アオジソの葉2〜3枚、お湯。

作り方

①アオジソの葉を火であぶり、葉がパリパリになったら手でもんで、湯のみ茶碗に入れる。
②生姜をすりおろしてガーゼでしぼったものを、①に約5cc（10滴ぐらい）加える。

③②の湯のみ茶碗に熱湯を半分ほど注いで飲む。

生姜紅茶――発汗・利尿作用・滋養強壮に即効するスーパードリンク

生姜紅茶は、紅茶のカフェインによる利尿作用と、赤い色素が持つ体を温める作用が強力です。そのうえ、生姜に含まれる、ジンゲロールという成分により発汗・利尿作用が増し、甘味として用いる黒砂糖で滋養強壮作用も加わります。冷え性、むくみ、こりや痛み、便秘や下痢、高血圧、抑うつ気分、水太り、狭心症など、「冷え」と水毒からくる諸症状・病気に、すみやかに効果を発揮する「スーパー健康飲料」ですが、作り方はとても簡単。毎日3～6杯飲む習慣をつければ、種々の心身の不調から解放されるはずです。

材料

紅茶（好みの濃さに）、ひね生姜10g、お湯、黒砂糖またはハチミツ適量。

作り方

①熱い紅茶を用意する。
②紅茶をカップに注ぎ、生姜をすりおろしてガーゼでしぼったものを約5cc

（10滴ぐらい）加える。

③黒砂糖かハチミツを②に加え、甘味をつけて飲む。

梅醤番茶――「冷え」の諸症状に強力な効果あり

梅醤番茶《ばいしょうばんちゃ》は、梅干の果肉をしょう油で練り、おろし生姜と熱湯を加えた飲み物です。

生姜湯より保温効果が強く、下痢、便秘、腰痛、腹鳴（お腹がゴロゴロ鳴る症状）、吐き気などの胃腸病に速く効くほか、冷え性、疲労、貧血、風邪、気管支炎、各種の婦人病や痛みにも絶大な効果を発揮します。

効きめが強力なので、大人でも1日1〜2回の飲用で十分。幼児や子どもに与える場合は、必ずお湯で4〜5倍に薄めてあげてください。

材料

梅干1個、しょう油大さじ1、生姜のすりおろし汁少量、番茶。

作り方

①梅干はタネを取り除き、果肉を湯のみ茶碗に入れて、箸でよくつぶす。

② ①の中にしょう油を加えて、よく練り合わせる。
③ 生姜をすりおろし、ガーゼでしぼったものを3～4滴、②の中に加える。
④ 熱い番茶を③に注ぎ、湯のみ茶碗をいっぱいにして、よくかき混ぜて飲む。

醤油番茶——疲労や貧血を改善する超簡単ドリンク

番茶にしょう油を加えただけの簡単な飲み物ですが、これだけで疲れや貧血、冷え性に効きます。出張や外食の際にも手軽に作れるので、ぜひ覚えておきましょう。

材料

しょう油小さじ1～2杯、番茶。

作り方

湯のみ茶碗にしょう油を入れ、熱い番茶を注いで飲む。

レンコン湯——喉の病気によく効く

根菜類のレンコンは、体熱の産生を助ける陽性食品です。

レンコンと生姜から作るレンコン湯は、咳や喉の痛みを伴う気管支炎や扁桃炎に効果があります。1日2回を目安に服用しましょう。

材料

レンコン(皮つき)40g、生姜のすりおろし汁少量、塩またはしょう油少々、お湯。

作り方

①レンコンをよく水洗いし、皮をむかずにすりおろす。それをガーゼでしぼり、約20ccのしぼり汁を湯のみ茶碗に入れる。
②生姜をすりおろし、ガーゼでしぼったものを5〜10滴、①の中に加える。
③②に塩またはしょう油を加え、薄く味つけする。
④熱湯を③に注ぎ、少し冷めたら飲む。

ダイコン湯――風邪を引きやすい人、胃腸病の人に

ダイコンも根菜類で、体熱を作り出す陽性食品です。

ダイコン湯は、ダイコンおろしと生姜に、番茶を加えてたっぷり飲むもので、

発熱性の風邪や気管支炎によく効きます。また、肉や魚など動物性タンパク質をとりすぎて便秘や下痢をした時や、腹部の膨満感がある時にも飲用しましょう。

材料

ダイコン（皮つき）2〜3㎝、生姜のすりおろし汁少量、しょう油少々、番茶。

作り方

①ダイコンをすりおろし、大さじ3杯程度をどんぶりに入れる。
②すりおろした生姜を小さじ1杯、①の中に加える。
③好みによって、大さじ1〜1／2杯のしょう油を②に加える。
④熱い番茶を、③のどんぶりいっぱいに注いで飲む。

卵醤——卵黄で作る「強心剤」

卵醤《らんしょう》は、心不全や心臓機能の低下（むくみ、動悸、息切れ、頻脈）に効きめのある、いわば強心剤のようなもの。強壮作用が強いので、飲むのは2日に1回にしましょう。

材料

卵（できれば有精卵）　1個（用いるのは黄身だけ）、しょう油少々。

作り方

①卵の黄身を白身から分離して茶碗に入れる。
②黄身の1／4～1／2の量のしょう油を①に加えて十分にかき混ぜ、そのまま飲む。

忙しい人のためのドリンク作りの工夫

ここで紹介した飲み物は、どれも家で簡単に作れるものばかりですが、なかには、生姜を毎回すりおろすのも一苦労というお年寄りや、旅先や出張先でも愛飲したいが、おろしがねを持参するのはちょっと……という人もいらっしゃるでしょう。

すりおろし生姜は、極力そのつど作った、おろしたての新鮮なものを使うのが基本です。しかし、それが難しい場合は、すりおろし生姜の代用として、市販のチューブ入りおろし生姜を使ってもかまいません。

生姜紅茶に使う紅茶や、梅醤番茶に使う番茶も、茶葉からいれるのが難しい場合には、市販のティーバッグを使用するといいでしょう。

また、生姜紅茶に入れるハチミツも、1回分で使い切るようにパックに小分けしたものが、スーパーなどで市販されています。

こうしたものを上手に利用して、いつでも、どこでも体が十分温まるようにしていただきたいものです。

第4章

「体を温める」ための生活習慣法

快適入浴で体も心もホカホカ

入浴健康法の7つのメリット

この章では、誰でも簡単にできる「体を温める生活法」を紹介します。まず、日常生活の中で、一番簡単に体を温める方法といえば、やはり入浴です。ゆっくりと湯舟につかる入浴には、次のような7つの効果があります。

①「温熱」の血行効果

湯舟につかると、温熱による血管拡張作用で血行がよくなり、内臓や筋肉への酸素の供給や栄養補給が増し、腎臓や肺からの老廃物の排泄作用も促されます。その結果、血液が浄化されて疲労が回復し、病気予防につながります。

入浴がもたらす効果は表4のように湯の温度によって違い、私たちが「ぬるい」と感じる38～41℃の湯は、「リラックスの神経」とされる副交感神経を刺激し、

表4　湯の温度による効果の違い

	熱い湯（42℃以上）	ぬるい湯（38〜41℃）
自律神経	交感神経が働く	副交感神経が働く
心拍（脈拍）	活発になる	ゆるやかになる
血圧	急に上昇する	不変か、ゆっくりと低下する
胃腸の働き	低下する（胃液の分泌低下）	活発になる（胃液の分泌促進）
気持ち	緊張する	ゆったりする
入浴時間	10分以内	20〜30分
適応症	胃潰瘍、胃酸過多、寝起きの悪い人の朝風呂、食欲の抑制	高血圧、バセドー病、不眠症、ストレスの多い人、胃腸虚弱、食欲不振の人

「熱い」と感じる42℃以上の湯は、「活動の神経」といわれる交感神経を刺激します。表4を参考にして、体調や症状によって使い分けるといいでしょう。

②「静水圧」の引き締め効果

肩までつかる風呂の場合、湯の水圧（静水圧）は約500kgにもなり、胸囲が2〜3cm、腹囲が3〜5cmも縮むほどです。この静水圧は、皮下の血管やリンパ管を圧迫して血行をよくし、全身の代謝を活発にします。特に、下半身に位置する腎臓の血行がよくなるので、排尿量が増えて「水毒《すいどく》」の状態を改善し、「むくみ」や「冷え」を取り除く効果があります。

③「皮膚の清浄」の美容効果

入浴には、しっとりした肌を作る効果もあります。入浴して体温が上昇してくると、皮脂腺から皮脂が分泌され、皮膚表面の汚れやバイ菌を洗い流すと同時に、汗腺からの汗と混じって皮脂膜を作り、肌に潤いを与えてくれるのです。

④「浮力」の体重軽減効果

湯舟につかると、浮力によって体重が通常時の1/10以下になり、関節や筋肉が日頃の重圧から解放されるので、心身のストレスの解消になります。また、腰痛、膝痛など痛みのある人も浮力で体が軽くなるため動作が容易になり、温熱による血行促進とあいまって、痛みや麻痺の治療につながります。

⑤「リラックスのホルモン」によるストレス解消効果

ぬるめの風呂に入ると、アセチルコリンというホルモンが分泌されて気分が高揚します。リラックスした時に出るα波という脳波も出てくるために、心身ともにゆったりして、ストレスからくるさまざまな心身の病気に効果を発揮します。

⑥白血球による「免疫機能」の促進効果

入浴による温熱効果、リラックス効果、血流促進効果によって白血球の働きが高まり、免疫機能が促進されて、あらゆる病気の予防や改善に役立ちます。ただし、入浴すると疲れがひどくなるくらい体力が低下している人や、病気の人には、逆効果になることもあるので注意してください。入浴の効果は、「気分がいい」と感じる時に現れるものであり、入浴自体が苦痛と感じる時には控えるべきです。

⑦血液をサラサラにする「線溶能」の促進効果

入浴の温熱効果により、血栓（脳梗塞、心筋梗塞）を溶かすために備わっているプラスミンという酵素が増え、線溶能《せんようのう》（線維素を溶解する能力）が高まります。つまり、上手に入浴すれば脳梗塞や心筋梗塞にかかりにくくなるわけです。

入浴の前後に注意すべき点

このように、湯舟につかる入浴には多くのメリットがありますが、入浴の前後には、次に挙げるように注意すべき点もあります。

入浴中や入浴後の〝のぼせ〟を防止するために、入浴前に前頭部から10回くらいかぶり湯をするか、水で濡らしたタオルを頭にのせて湯舟に入るようにします。

また、足→腰→腹→肩→胸と心臓から遠い順に10杯くらいのかぶり湯をすると、血行が促進され、入浴の効率が高まります。

また、入浴後に下半身または全身に、冷たい水をかけて風呂からあがると、体表が冷えることにより体内が温まり、保温効果が増します。入浴（温）と冷水浴（または水のシャワー）を何度かくり返し、最後は冷水浴で終わると、さらにいいでしょう。

ただし、高血圧の人や心臓の悪い人は、急に冷水を浴びると危険なので、決して無理、無茶はしないように。

循環器疾患の人にお勧めの半身浴

半身浴とは、湯舟の中に小さいイス（洗面器を逆さまにしてもいい）を置き、そこに腰かけて、みぞおちより下の部分だけを湯につけて入浴することです。これだと、肩までつかる全身浴に比べて肺や心臓への負担が軽くなるので、呼吸器疾患や心臓・循環器疾患がある人には特にお勧めです。

半身浴は下半身を集中的に温めるので、腎臓を含めた腰から下の血流をよくします。その結果、排尿量が増し、水毒をとって体全体を温めるほか、腰痛や下肢のむくみに非常な効果をもたらします。

さらに、30分以上の半身浴をすると、入浴中や入浴後に驚くほどの発汗があり、水毒が改善され、全身が温まります。

冬場に半身浴を行なう時は、風呂場をよく暖め、軽く全身浴をした後にやるか、乾いたバスタオルを肩にかけるようにすると、体を冷やさなくてすみます。

全身をポカポカにする手浴・足浴

「冷え」のために不眠になっている人は、就寝前に手や足を湯につける手浴・足浴をやると、ぐっすりと眠れます。手浴も足浴も、湯の中に塩をひとつかみか、1個分のすりおろし生姜を入れると、効果はさらに倍増します。

手浴は、主に肘や肩に滞った血や気の流れをよくし、肩こり、肘の痛みに効果を発揮します。洗面器に42℃くらいの湯を張り、手首から先を10～15分、その中につけ、湯がぬるくなったら熱い湯を加えましょう。

この手浴と、冷たい水に手を1～2分入れることをくり返す「手の温冷浴」を2～3回やると、体全体が温まり、心身ともに気分がよくなります。

足浴は、「第2の心臓」といわれる足の裏を温めて刺激するので下半身の血流がよくなり、その結果、全身の血行がよくなって体が温まり、発汗してきます。また、腰痛や膝の痛みに奏効するだけでなく、腎臓の血流がよくなることで排尿が促進されるので、むくみや水太りの解消にもなります。

手浴と同様、42℃くらいの湯を洗面器かバケツに張り、両足首より下をその中につけて10〜15分過ごします。湯が冷めないよう、時々、熱い湯をつぎ足しましょう。

発汗の爽快感を味わうサウナ浴

サウナ浴は、サウナ室内が90〜110℃と高温のため、温熱刺激による血管拡張によって血液の循環がよくなります。そのため、内臓や筋肉への栄養補給がスムーズにいき、腎臓への血流もよくなって排尿も増し、老廃物が排泄されて血液が浄化されます。

また、汗腺や皮脂腺から汗や皮脂の分泌が盛んになるため、皮膚が浄化され、美肌の効果もあります。さらに、甲状腺の働きがよくなるため、体全体の新陳代謝も活発になります。

こうした効果によって、「冷え」と水毒からくる筋肉痛や筋肉疲労、関節痛、自律神経失調症、アレルギー疾患、婦人病や胃腸病、初期の風邪などが改善するだけでなく、「冷え」が原因の一つとなっているガンの予防にもなるはずです。

ただし、サウナの最中は酸素の消費量が増加し、心拍量が50～１００％も増加するため、心臓や循環器系に負担がかかります。高血圧や心臓病の人は、主治医にサウナ浴の可否を確認し、ＯＫといわれた時も慎重を期して、最初は短い時間からはじめるようにしましょう。

なお、サウナ浴と水風呂や冷水シャワーを交互に行なうと、体表の血管が拡張と収縮をくり返して血液循環を助けることになり、心臓の負担を軽くする一面もあります。

5～10分のサウナ浴と、30秒～1分の冷水浴を2～4回くり返すのが一般のサウナの入り方ですが、心臓や循環器系に持病がある人は、サウナ浴を2～3分、冷水浴は全身ではなくヘソから下に冷水をかける方法がいいでしょう。

誰でも簡単にできる自家製薬湯

湯の中に薬効成分のある植物などを入れる薬湯は、植物の精油の香り成分が鼻粘膜から血液に吸収されて脳に伝わり、神経をリラックスさせたり、内分泌（ホルモン）系や免疫系を刺激して、心身の健康を増進させたりします。

また、湯に溶け出した精油成分や、さまざまなビタミン、ミネラルが肌表面を薄くコーティングするため、美肌作りや入浴後の保温に効果を発揮します。

湯がぬるいと、植物の成分が十分に溶出しないので、40℃くらいの温度で10～15分入浴するのが理想的です。表5を参考にして、さまざまな香りを楽しみながら体を温めましょう。

表5　薬湯の作り方と効能

薬湯に使うもの	作り方	効能
自然塩（塩風呂）	ひとつかみの粗塩を湯舟に入れる	体が温まり、冷え性が改善。水太り、風邪の予防に。入浴後はシャワーで洗い流す
生姜（生姜風呂）	生姜1個をすりおろして、直接または布袋に入れ湯舟につける	冷え性、神経痛、腰痛、リウマチ、風邪の予防、不眠症
ニンニク	ニンニク1房をすりおろして布袋に入れ湯舟につける	冷え性、貧血、肩こり、神経痛、風邪の予防、めまい、動悸、息切れ、耳鳴り
シソ	青ジソの葉100～200gを刻み、布袋に入れ湯舟につける	肉体疲労、精神疲労、夏バテ、倦怠感
イチジク	生の葉または乾燥させた葉を3～5枚刻んで布袋に入れ湯舟につける	神経痛、リウマチ、痔、便秘
菊	数枚の葉を布袋に入れ湯舟につける	葉緑素の殺菌作用が、すり傷の治癒を早める
桜	生または乾燥させた葉数枚を湯舟に入れる	湿疹、あせも
ショウブ	ショウブの全体（根、茎、葉）を洗い、生のまま湯舟につける	食欲増進、疲労回復、冷え性、皮膚病
ダイコン（ダイコン干葉湯）	天日で約1週間乾燥させた葉5～6枚を煮出し、その汁を湯に加える	冷え性、神経痛、婦人病（生理痛、おりもの）
バラ	花を数個、湯舟に入れる	ストレス、二日酔い
ビワ	生または乾燥させた葉5～6枚を湯舟に入れる	湿疹、かぶれ、あせも
ミカン	3～4個分のミカンの果皮を天日干しにし、乾燥したものを湯舟に入れる	冷え性、風邪の初期、ストレス、咳
モモ	細かく刻んだ葉を布袋に入れ湯舟につける	湿疹、皮膚病、アトピー
ユズ	1個を2つに切って湯舟につける	神経痛、リウマチ、ヒビ、アカギレ
ヨモギ	生または乾燥させた葉を数枚から10枚湯舟に入れる	冷え性、痔、月経過多、子宮筋腫
レモン	1個を輪切りにし、湯舟に入れる	美肌作り、ストレス、不眠

筋肉を鍛えて体熱を作ろう

ウォーキングの8つの効能

現代人の病気の大半は、ある意味、「運動不足病」といえます。なぜなら、人間の体温の40％以上は筋肉から発生するので、運動不足で筋肉が衰えると体温が十分に作れません。その結果、脂肪や糖などの体内の栄養物や、尿酸をはじめとするさまざまな老廃物が燃焼されずに体内に残り、それが血液を汚し、万病の下地を作ることにもなるからです。

したがって、日頃からテニスや水泳などのスポーツをしている人は、それを長く続けることが種々の病気の予防になります。

スポーツをしていない人には、いつでもどこでも簡単にはじめられるウォーキングをお勧めします。ウォーキングには、以下の8つの効能があります。

表6　年齢別ウォーキングの目安

年齢	分速（1分間に歩く距離）	1日の最低歩数
70代	60m	6000歩
60代	70m	7000歩
50代	75m	8000歩
40代	80m	9000歩
30代	85m	1万歩

①血圧を下げて脳卒中を予防する

歩くことで下半身の筋肉が発達すると、毛細血管も新生され、下半身に血流がプールされるようになるため血圧が下がり、脳血管への負担が解消します。

②心臓病の予防・改善

第２の心臓と呼ばれる足の裏を刺激することにより、心臓の働きを助けます。

③ボケ予防

よく歩くと、下肢の筋肉（ふくらはぎ）、臀筋《でんきん》（お尻の筋肉）、背筋が鍛えられ、その結果、脳への覚醒刺激が増すので、いわゆるボケが防げます。

④骨粗鬆症の予防・改善

歩くと自分の体重で骨や筋肉が刺激さ

れ、骨へのカルシウム沈着が促されます。

⑤腰痛・膝の痛みの予防

下肢・腰の筋肉が鍛えられることにより、腰の骨や膝への負担が軽くなります。

⑥糖尿病、高脂血症、脂肪肝、肥満の予防・改善

人間の筋肉の70％以上を占める下半身を動かすことで、筋肉が糖や脂肪を存分に消費してくれるので、体内にたまった糖や脂肪による諸症状が改善します。

⑦ストレス解消

歩くことでリラックスすると、α波や、快感ホルモンのβ—エンドルフィンが分泌されるので、自律神経失調症やうつ病などが予防・改善されます。

⑧肺機能の強化

歩くことで呼吸が深くなり、風邪、気管支炎など肺の病気の予防になります。

年齢や体力に応じた速度や距離を心がけよう

ある調査によると、日本人の1日の平均歩数は次のようでした。

・無職の高齢者　約2500歩　・タクシー運転手　約3000歩

・会社の社長　約4000歩　・主婦　約4500歩
・小中学校の先生　約6000歩　・セールスマン　約13000歩
・サラリーマン、OL　約3500歩（マイカー通勤の場合）
約8000歩（電車、バスなどでの通勤の場合）

1日に1万歩以上歩くと、動脈硬化を予防するHDLコレステロールが増加することが知られていますが、目標とする歩数や歩く速度は年齢によって少しずつ違います。表6を一応の目安にして、無理のないウォーキングを実行しましょう。

家でもオフィスでも簡単にできる運動

ウォーキングをする時間や場所がない人は、部屋の中で簡単なスクワット運動や、レッグ・レイズ運動をすると、不足した運動量を補うことができます。雨や雪で外を歩けない日に、ウォーキングの代わりに行なうのもお勧めです。

●スクワット運動のやり方

スクワット（squat）とは、「しゃがみ込む」という意味。下肢・腰の筋肉強化に最適の運動で、足の裏の刺激にもなり、体熱の上昇、血行の促進がなされ、健康増進に大いに役立ちます。

スクワット運動をする時は、胸をなるべく前に押し出すようにし、お尻は逆に、なるべく後ろに突き出すようにするのがコツです。

まず、肩幅よりやや広く両下肢を開いて立ち、両手を組んで頭の後ろに回します。そして、背筋を伸ばして息を吸いながらしゃがみ込み、息を吐きながら立ち上がります。これを5～10回、ゆっくりとやるのを1セットとし、しばらく（数秒～数十秒）休んで、また同じ動作をくり返します。年齢や体力によって違いはありますが、一般には全部で5セットくらいやるのが理想的です。

だんだん筋力がついて物足りなくなってきたら、1セット内の回数を10～20回に増やしたり、セット数を徐々に増やすなどして、負荷を上げていきましょう。軽いダンベルを両腕に持って行なうのもいいでしょう。

●レッグ・レイズ運動のやり方

レッグ・レイズ（Leg Raise）は、足を少し開いて直立し、その場でかかと

骨ばん体操
息を
はきながら

スクワットのやり方

（5〜10回を5セット）

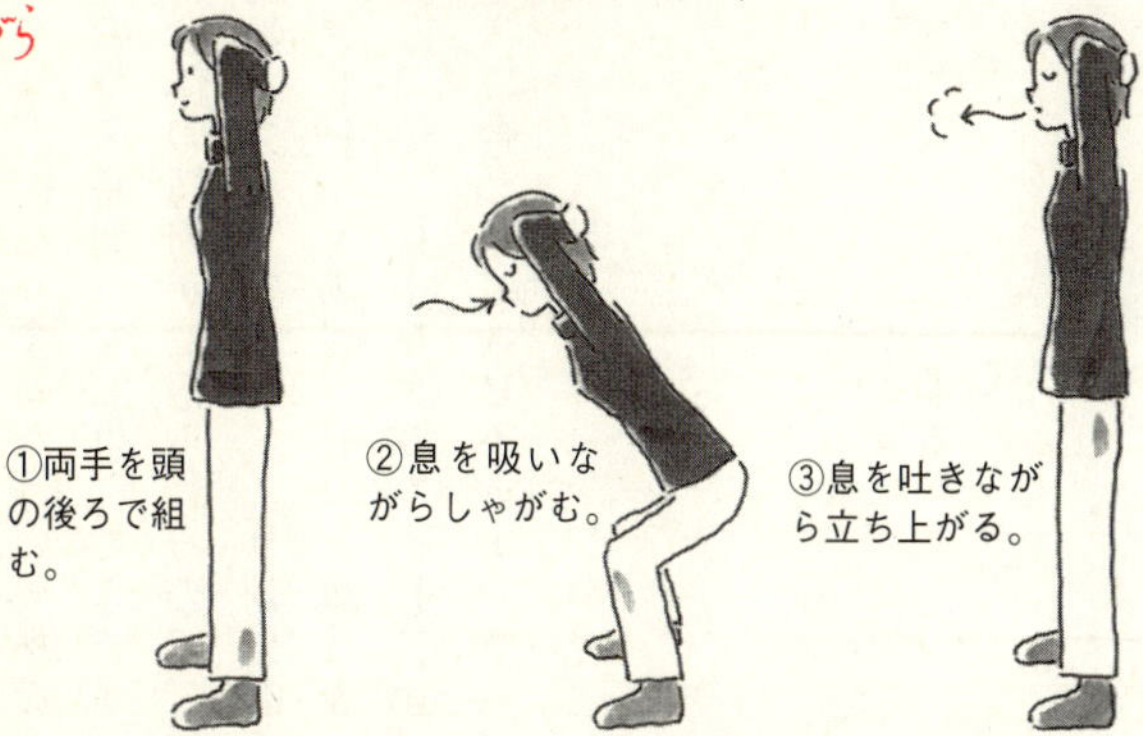
①両手を頭の後ろで組む。
②息を吸いながらしゃがむ。
③息を吐きながら立ち上がる。

レッグ・レイズのやり方

（5〜10回を5セット）

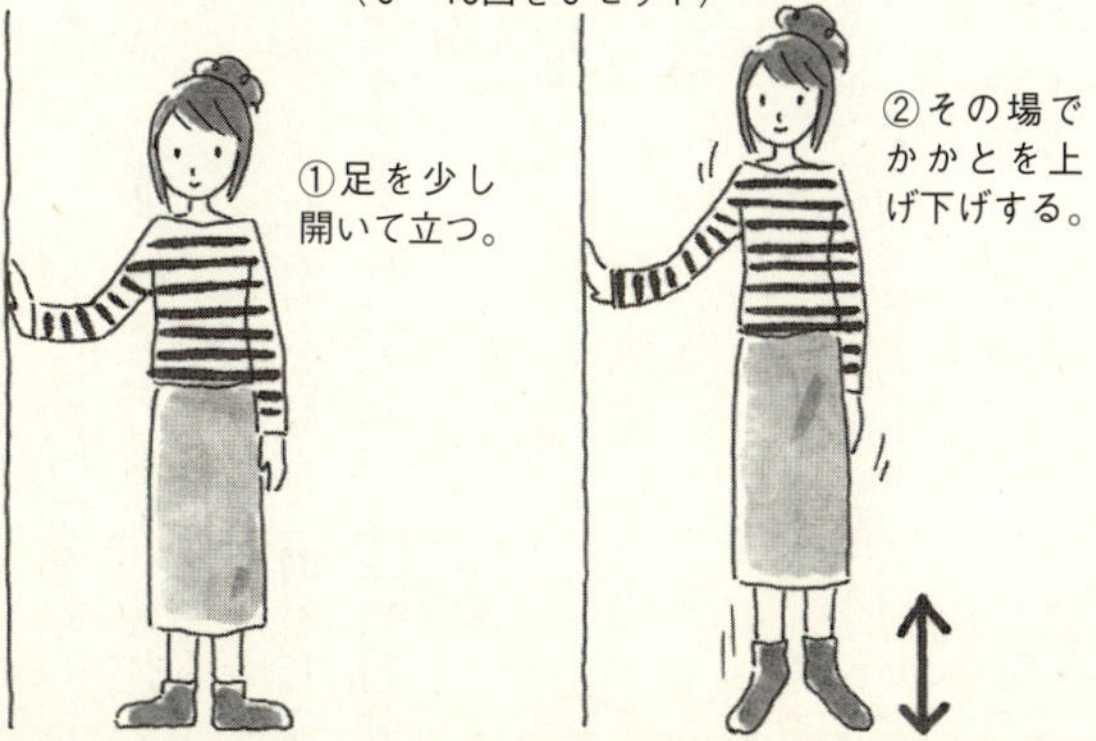
①足を少し開いて立つ。
②その場でかかとを上げ下げする。

を上げたり下げたりするだけの簡単な運動なので、テレビを見ながらでも、電車やバスの待ち時間でも簡単にできます。これによって、ふくらはぎの筋肉を中心に下肢全体の筋肉が鍛えられるので、体熱上昇、血行促進に役立ちます。スクワット運動と交互にやると、より効果的です。

1セットを5～10回、セット数は5～10セットからはじめて、徐々に増やしていきましょう。上げ下げのスピードは、最初はゆっくりからはじめ、徐々に自分のペースに合わせてスピードアップしていきます。

すぐできる健康法と熱を呼ぶ生活の工夫

生姜湿布はあらゆる症状に効果あり！

生姜湿布は、生姜を使った手作りの温湿布。湿布の温熱効果と、生姜の血行促進効果や鎮痛効果により、こり、関節痛や筋肉痛、婦人病、膀胱炎、胃腸病（便秘や下痢）、気管支炎や喘息による咳、アトピー性皮膚炎などの皮膚病など、あらゆる症状に効果があります。

家庭で簡単に作れるので、ぜひ試してみて下さい。

用意するもの

ひね生姜約150g、水2ℓ、木綿の袋、厚めのタオル2枚。

作り方

①生姜約150gをすりおろす。生姜は新しいものでなく、ひね生姜がいい。

生姜湿布のやり方

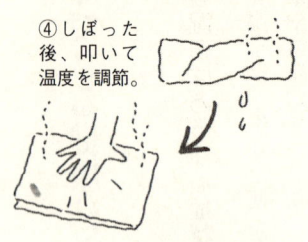

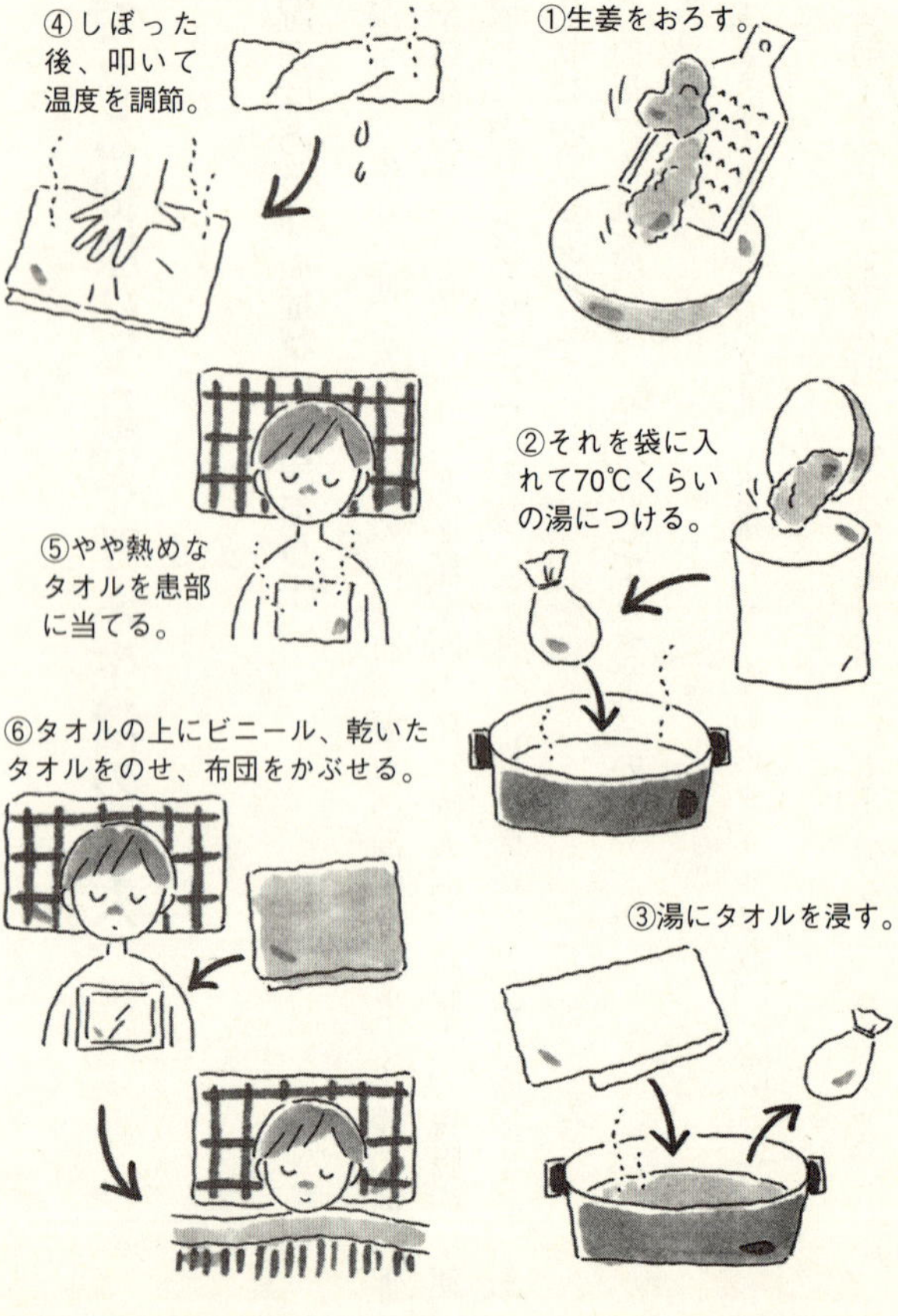
①生姜をおろす。
②それを袋に入れて70℃くらいの湯につける。
③湯にタオルを浸す。
④しぼった後、叩いて温度を調節。
⑤やや熱めなタオルを患部に当てる。
⑥タオルの上にビニール、乾いたタオルをのせ、布団をかぶせる。

②すりおろした生姜を木綿の袋に入れ、上部をひもで縛る。木綿のハンカチなどにくるんで輪ゴムでとめてもいい。

③水2ℓを入れた鍋に②を入れて火にかけ、沸騰寸前になったら、とろ火にして温め続ける。

④70℃くらいの③の中にタオルを1枚浸して、あまり硬くならないように絞り、このタオルを患部に当てる。湯が熱いので注意を。

⑤そのままだとすぐ冷えてしまうので、④のタオルの上にビニールをかぶせ、その上に乾いたタオルをのせる。

⑥10分くらいしたら、再びタオルを③につけて絞り、患部に当てる。これを2〜3回くり返す。

痛みや症状がひどい時は、1日2〜3回これを行ないますが、軽い時は1日1回で十分です。生姜を入れた湯は、温め直して2〜3回使えます。

この生姜湿布は、患部だけでなく両足の裏にも行なうと、これまで経験したことがないほど多量の発汗があり、心身ともにスッキリします。ただし、皮膚にしみて不快感がある人はやめましょう。

また、湿布の前後1時間の入浴は、当てた部分がヒリヒリするので注意が必要です。

痛みの諸症状にはビワの葉温灸

ビワの葉温灸《おんきゅう》は、昔から温熱効果と、ビワの葉に含まれる抗ガン物質のビタミンB_{17}の相乗効果が認められていました。ガンの場合、その患部に1回15〜30分、1日1〜2回やると効果的です。

ガンだけでなく、頭痛、腰痛、膝痛、肩こり、腹痛など、痛みの諸症状にも効くので、この灸を施して気持ちよく感じるところ（ツボ）を覚えておくといいでしょう。

用意するもの

ビワの葉数枚、棒モグサ（大きな薬店などで市販されている）5本、マッチまたはローソク、布、ティッシュ、紙。

作り方

①ビワの葉数枚を20分くらい水につけた後、水気をよくふきとる。

②棒モグサ5本にマッチかローソクで火をつけて、灰皿などに並べる。1本を続けて使うと火が消えるので、4～5本用意しておく。

④①のビワの葉の表面（色の濃い面）を患部の皮膚に当て、その上に布と紙（ティッシュでないふつうの紙）を重ねる。

⑤②を④の上から当てて押しつけ、熱くなったら患者に声を出させる。その時、パッと離して次の圧痛点で同じように行なう。これをくり返す。ビワの葉と布と紙があるので、ヤケドや灸の跡が肌に残ることはない。

ビワの葉温灸

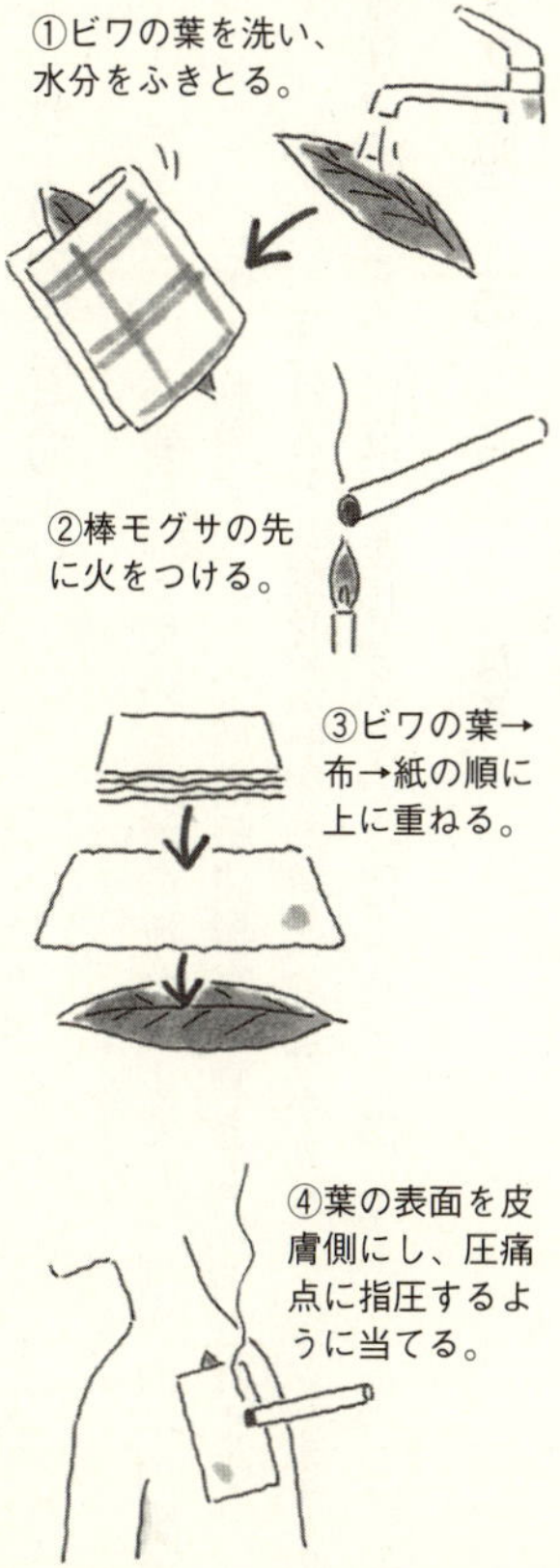
①ビワの葉を洗い、水分をふきとる。
②棒モグサの先に火をつける。
③ビワの葉→布→紙の順に上に重ねる。
④葉の表面を皮膚側にし、圧痛点に指圧するように当てる。

指圧・マッサージで気分スッキリ

指圧やマッサージは、体表に滞っている血液の流れをよくし、副次的に内臓の血行も促します。ツボを刺激することで、内臓諸器官の働きも促進されます。指圧やマッサージを受けると、全身が温かくなり、気分がリラックスしますが、それは血行がよくなり、血液が浄化されている何よりの証拠です。

カラオケ熱唱で血のめぐりがよくなる

歌を歌うと呼吸が深くなり、腹筋に力が入って腹式呼吸をするのと同じ状態になります。その結果、胃腸、肝臓などの内臓諸器官が横隔膜によってマッサージを受けることになり、血行がよくなり、その働きが促進されます。

また、腹筋や大胸筋などの呼吸筋も十分に働くので、産熱が促され、血液中の老廃物が燃焼し血液が浄化されます。さらに、大声を出すことでストレス解消にも役立ちます。

このように、カラオケや趣味のコーラス、詩吟などは、体を温め、血液を浄化して、楽しみながら万病の予防や治癒を促すことになるのです。

笑う門には「健康」も来る

カラオケなどもそうですが、自分にとって楽しいことをすると血行はよくなります。趣味に打ち込む、親しい人と語り合う、ボランティア活動を通じて社会に献身するなど、精神的な安定や満足感が得られた状態では、脳からβ－エンドルフィンという麻薬様の物質が分泌され、血行がよくなって体温が上がり、白血球の働きも活発化して、血液の浄化や病気の予防、治癒が促進されるのです。

その意味で、精神的な安定をもたらす「笑い」も、病気の予防・治療に役立つ重要な要素です。

実際、どんな鎮痛剤も効かないリウマチの患者さんが、爆笑もののコメディを見ている1時間だけは痛みをまったく感じなかった、というアメリカでの研究報告があるほか、よく笑えば、ガン細胞をやっつけてくれる白血球の一種、ＮＫ（ナチュラルキラー）細胞が活性化し、ガンの悪化が止まるという報告が数多くあります。まさに「笑う門《かど》には福きたる」なのです。

ちょっとした服装の工夫で頭寒足熱に

これまで述べてきたように、現代人は自覚する、しないにかかわらず、「低体温＝冷え性」の人が大部分ですので、食生活や運動（労働）、入浴以外に、日頃の服装にも工夫が必要です。以下に、簡単なことなのに案外やっていない人が多い服装の注意点を挙げます。どれも、体を温める効果があるものばかりです。

●腹巻と使い捨てカイロを活用しよう

最近は「腹巻」のデザインも豊富で、薄くて保温性が高いものがたくさん売られています。これを活用しない手はありません。腹巻で体の中心であるお腹を温めれば、全身が温まって代謝がよくなり、病気の治癒も促されます。

特に冷え性の人は、腹巻をした上に、使い捨てカイロを腹や腰の部分に貼ると効果が増します。その際はヤケドに注意しましょう。

●冬の外出時に必携！　マフラーとマスク

マフラー一枚、マスク一つで、それぞれ衣服一枚分の保温効果があるといわれています。ベストやチャンチャンコ、ショールなども同じです。こうした衣服が体を覆う部分、つまり肩、首の後ろ、脇、心臓や腎臓（腰の下部）の周囲には、発熱を促す褐色脂肪細胞が多いので、着用すれば効率よく体が温まるのです。

●ズボン下、スパッツ、靴下の重ねばきも効果抜群

重点的に下半身を温める服装の工夫として、男性ならズボン下、女性ならスパッツなどの着用をお勧めします。靴下を二枚重ねにするのも、「冷え」から身を守る知恵といえます。冷えやすい人は、ふくらはぎや足底に当たるよう、ズボン下や靴下の上から使い捨てカイロを貼ると、その効果はさらに倍増します。

●きつい下着は逆効果

冬の防寒や夏の冷房対策として、下着を重ね着する女性は多いようです。この時、注意して欲しいのは、あまりにタイトな（体を締めつける）下着の着用を避けることです。体を締めつけることで血流が悪くなり、「冷え」がますます増長する恐れがあるからです。同じ理由で、きつい靴やハイヒールも避けましょう。

●寝ている時にも体を温めよう

冷え性の人にとって、冷たい布団はつらいものです。冬は電気毛布を手離せない人も多いでしょう。しかし、確かに電気毛布は「冷え」から身を守るものなのですが、これに頼りすぎると、自分で発熱する力が弱ってしまう恐れがあります。

一番いいのは、湯たんぽを使うことです。湯たんぽなら、中のお湯が除々に冷めていくにつれ、自分自身で発熱・保温しようとする体の力が働くからです。

第5章

1週間で効果が出る症状・病気別温め方

35の症状・病気に効く温熱療法

体を温めれば病気は必ず治る！

「冷え」からくる諸症状や疾病は、これまで述べてきた「体を温める食事と生活習慣」を実践することで予防や改善が可能です。

この章では、諸々の症状や疾病をさらに細分化し、それぞれの原因や、予防・治療の具体策（体の温め方）について説明します。列挙した具体策のうち、簡単にできそうだと思うものからはじめてください。

「体を温めれば病気は必ず治るんだ」と前向きに考え、食事療法や生活療法を一つでも二つでも実行することによって、効果を上げることができるはずです。

疲労・夏バテ・倦怠感

——糖分とビタミンB_1の不足が原因

人間の体には糖分が不可欠です。脳や筋肉をはじめ、全身を作っている60兆個の細胞は、糖分をエネルギー源としているからです。

この糖分を体内で効率よく燃焼してくれるのがビタミンB_1です。精神疲労であれ、肉体疲労であれ、疲れ対策として効果的に行なうには、糖分とビタミンB_1をしっかりとり、それに加えて体を温めて血行をよくすることが大切です。以下の方法を実行しましょう。

疲労をとり除くための具体策

●長ネギ、ニラ、ニンニク、玉ネギ、ラッキョウなどの野菜をとる。

これらの野菜は、血行をよくする硫化アリルや、疲労回復に必須のビタミンB_1を多量に含む強力な疲労回復剤。次のように生姜と組み合わせるなどして、十分とり入れるようにしましょう。

・ニンニク加生姜湯（132ページ）を飲む。

・ネギ加生姜湯（131ページ）を飲む。

・長ネギ、カツオブシ、しょう油、水、すりおろし生姜を混ぜ合わせ、よく煮て食べる。

・生姜紅茶（134ページ）にハチミツや黒砂糖を多めに入れて、1日数回飲む。

●お酒の好きな人なら、生姜入り日本酒（日本酒の熱燗に、すりおろし生姜を適量入れる）を飲む。

●生ジュースとしては、ニンジン2本（約400g）、リンゴ2／3個（約200g）、玉ネギ約20gをミックスしたもの（コップ2杯強）を飲む。

●肉体的疲労の場合は、41～42℃の熱い風呂に5～10分、精神的疲労には39～40℃のぬるめのお湯に15～20分入る。生姜風呂やシソ葉風呂（151ページ）にすると、さらに効果的。

風邪

——薬に頼らず冷えを除くことが最良の治療

「万病のもと」といわれる風邪は、「冷え」の病気の代表です。「冷え」が原因なのですから、解熱剤や抗生物質を使って発熱や喉の炎症などを抑えるのは、逆効果になることもあります。温めることこそ、風邪の正しい治療法です。

風邪を早く治す具体策

●お酒が飲める人なら、ウイスキーのお湯割りに、レモンを半分～1個しぼって入れて飲み、すぐ就寝する。

●生姜湯（130ページ）、梅醤番茶（135ページ）、卵酒（日本酒の熱燗50ccに卵の黄身を加える）、熱い味噌汁に刻みネギを多量に入れて飲み、すぐ寝る。

●咳が特にひどい時には、陳皮《ちんぴ》入り生姜湯を飲む。

ミカンの皮を日干しで乾燥させたもの5gと、生姜5gをそれぞれ細かく刻み、黒砂糖とともに水180㎖を入れて半分になるまで煎じます。

●胸と背中に生姜湿布（159ページ）を施す。

●無理して食べようとしない。

風邪による発熱で食欲がないのは、体にそれ以上の食毒（老廃物）をため込まないようにするための体の自然な反応なので、無理して食べないことが肝要です。

発熱

——体内の老廃物を出せば熱は下がる

発熱は、血液中にたまった老廃物を燃焼している状態。解熱剤でむやみに熱を下げると、老廃物が排出されなくなり、かえって病気が長引くこともあります。

発熱時に漢方薬の葛根湯《かっこんとう》を服用すると、大量に発汗した後、熱が下がるのは、体内の老廃物を汗で出したため発熱する理由がなくなるからです。以下に、発汗させて熱を下げる方法を挙げますので、やりやすいものを実行しましょう。

熱を下げるための具体策

●生姜紅茶（134ページ）、生姜湯（130ページ）、梅醤番茶（135ページ）、ダイコン湯のうちどれか（137ページ）を1日に2～3回服用する。

●長ネギの白い部分（2本分）を細かく刻み、生のままどんぶりに入れ、適量の味噌を加えて熱湯を注いで飲む。

●熱い味噌汁に長ネギをたくさん入れて飲み、すぐ寝る。

●生ジュースとしては、ニンジン2本（約400g）、リンゴ2／3個（約200g）、キュウリ1本（約100g）、レモン1／2～1個（約50g）をミックスしたもの（コップ3杯）を、1日に1～3回に分けて飲用する。

ニンジンの体を温める作用、リンゴ酸の消炎効果、キュウリの利尿作用が相乗的に働いて、血液の汚れを浄化します。

また、レモンのビタミンCは白血球の働きを活発化させるので、老廃物の除去や殺菌作用が高まる効果もあります。

痛み（頭痛・腰痛・腹痛）

——余分な水分を出せば痛みはとれる

42ページで述べたように、大半の痛みは「冷え」と「水」が原因で起こるので、とにかく体を温め、利尿や発汗を促して、余分な水分を排泄することが重要です。

鎮痛剤の大半は、解熱作用（体を冷やす作用）も併せ持つので、連用すると「冷え」の原因になります。その点、漢方薬は、体を温めて汗を出す葛根湯《かっこんとう》、利尿を促す苓桂朮甘湯《りょうけいじゅつかんとう》、桂枝加朮附湯《けいしかじゅつぶとう》など、根本治療となるのです。

なお、打撲や捻挫《ねんざ》などの急性症状による腰の痛みは、温めると悪化するので、ケガをしてから2〜3日は冷湿布を施します。入浴をしてもいけません。

痛み全般に効く具体策

●ネギ加生姜湯（131ページ）を1日2〜3回飲む。

●生姜紅茶（134ページ）を1日3〜4杯飲む。

生姜紅茶は、利尿作用と保温作用を持つうえ、生姜のジンゲロールという辛味成分に鎮痛作用があります。

●全身浴の後に半身浴（146ページ）をして汗を出す。あるいは、生姜風呂や塩風呂（151ページ）に入り、体を温めて汗を出す。

●患部に生姜湿布（159ページ）を当てる。

頭痛に効果的な具体策

●生姜湯（130ページ）に葛粉3gを入れて飲む。

●長ネギを細かく刻み、味噌と半々くらいに混ぜてどんぶりに入れて熱湯を注ぎ、飲んだらすぐ寝る。

●42℃くらいのお湯を洗面器に張り、手首より先を3分間つけ、その後、両手を冷水に10秒つけるという「手の温冷浴」を5回くり返す。

筋肉疲労・脊椎の変形からくる腰痛に効果的な具体策

パソコンなどで1日中座る姿勢をとる仕事の人や、長時間の運転からくる筋肉疲労性の腰痛、脊椎の変形からくる腰痛には、次に挙げる方法がよく効きます。

●38〜40℃のぬるめの風呂に、20分以上ゆっくりとつかる。特に半身浴（146ページ）がお勧め。

●腰に生姜湿布（159ページ）を当てる。

慢性の腰痛に効果的な具体策

●毎日、山芋（トロロ）を食べる。

●生ジュースとしては、ニンジン2本（約400g）、玉ネギ約100gをミックスしたもの（コップ1・5杯）を毎日飲む。

ただし、このジュースは飲みにくいかもしれません。胃がやける感じがするなら、玉ネギを30〜50gに減らしましょう。

●日中でもカイロや温湿布などを患部に当てておく。

腹痛に効果的な具体策

●醤油番茶（136ページ）を飲む。

●焼き塩で腹部を温める。
粗塩をフライパンで炒って布袋に入れ、ヘソの上に置き約30分間温めます。
●熱い味噌汁に長ネギか生姜を刻んだものを入れて飲む。
●生姜の粉、朝鮮ニンジンの粉末、山椒を2対1対1の割合で湯飲み茶碗に入れ、熱湯で溶いて飲む。

咳・痰

——無理に咳や痰を止めると肺炎を起こすことも

咳は、肺にたまった痰《たん》を出すための反応です。痰は、体の外から体内に吸入されたホコリや細菌などと、血液内の老廃物が、肺に排泄されたものです。

西洋医学の鎮咳剤《ちんがいざい》（咳止め）のように、脳の咳嗽《がいそう》中枢を麻痺させて無理に咳を止めると、痰が肺の中にたまり、肺炎を併発したり、気管支炎を長引かせる恐れがあります。咳や痰は薬で抑えるのではなく、どんどん出して自然に止めるのがベスト。そのためには、次の具体策を実行してください。

咳や痰を取り除く具体策

●長ネギの温湿布を喉に当てる。

長ネギの白い部分（約4～5㎝）を、ところどころが少し黒くなるくらい火であぶり、それをタテ割りに切って、喉に直接当てて湿布します。上からタオルを首に軽く巻くといいでしょう。

●レンコン湯（136ページ）**を1日2～3回飲む。**

●ナシ加生姜湯を1日1～3回飲む。

鍋の中にナシ1個のすりおろし汁と、親指大の生姜のすりおろし汁を入れて、火で温めます。ナシには、痰をとる作用と、喉の痛みをとる作用があります。

●生ジュースとしては、ニンジン2本（約400g）、リンゴ2／3個（約200g）、パイナップル約100gをミックスしたもの（コップ2・5杯）を、1日1～3回に分けて飲む。

パイナップルには、痰をとる酵素（プロメリン）が含まれています。

胸やけ

胃を温めて食物の流れをよくすることが大切

胸やけは、強酸性の胃液が食道に逆流してくるために起こる現象で、肉、卵、白米、白砂糖などの欧米食や、精白食、ファストフード、添加物が多く入った食べ物などを食べすぎると起こりやすいものです。

胸やけの改善には、胃酸を中和するアルカリ性食品をとること、また、胃を温めて蠕動《ぜんどう》運動を活発化させ、胃の中の食物を腸のほうへ早く送り出すことです。

胸焼けを解消する具体策

- 約10ｇのコンブを網で焼き、１日３回に分けて食べる。
- 生姜湯（１３０ページ）や梅醤番茶（１３５ページ）を１日２～３回飲む。
- ゴマ塩ひとつまみを湯飲み茶碗に入れ、熱い番茶を加えて飲む。
- 生ジュースとしては、ニンジン１本（約２００ｇ）、リンゴ２／３個（約２

00g)、ダイコン約100gをミックスしたもの（コップ2杯）を、噛むようにしてゆっくり飲む。

●ダイコンをおろして毎食食べ、すりおろしリンゴを間食とする。

●キャベツとワカメのサラダをしょう油味のドレッシングで食べる。キャベツが含むビタミンUには健胃作用があります。

●食事はよく噛み、だ液を十分に混ぜて食べるようにする。胃に負担がかかると胃液の分泌が多くなるので、少食にして胃の負担を軽減します。

●42℃ぐらいの熱い風呂に短時間入る。熱い風呂に入ると、皮膚の血管が急速に拡張して血液が体表に多くなり、胃粘膜への血行が悪くなるので、胃液の分泌が抑えられます。

吐き気・二日酔い

――胃液がたまる急性の水毒症状

吐き気や二日酔いは、胃の中に余分な水分（薄い胃液）が大量にたまると起こりやすいものです。

「飲みすぎ」で吐き気や二日酔いが起こるのも、アルコールの大半が水分でできているためで、いわば急性の「水毒」症状なのです。

対策としては、胃を温めて蠕動《ぜんどう》運動を活発化させ、余分な水分を小腸や大腸のほうへ送り、尿や便で捨てるようにすることです。

吐き気・二日酔いを改善する具体策

●梅干の煎じ汁を飲む。

梅干１個と、コップ２杯強（約４００㎖）の水を入れた鍋を火にかけ、水が半量になるまで煎じます。この梅干の煎じ汁を、少しぬるくなってから飲みます。

●シソの煎じ汁に生姜を加えて飲む。

シソの葉4～5枚を刻み、コップ2杯強の水を入れた鍋で水が半量になるまで煎じます。この煎じ汁に、すりおろし生姜を適量入れて飲みます。

●梅醤番茶（135ページ）**を熱くして、コップ1～2杯飲む。**

●サウナ浴（148ページ）**や半身浴**（146ページ）**で大量に汗を出す。**

汗を出すことで水毒が改善し、体が温まることで各臓器の代謝もよくなります。その結果、水分やアルコールが消費され、吐き気や二日酔いがとれます。

食欲不振

――胃腸を休ませる自然治癒の一種

胃腸病をはじめ、種々の病気によって出現する食欲不振は、体調が悪い時に胃腸を休ませ、胃腸の働きに必要な血液を病気のほうに使い、体調を回復しようとする自然な体の働き（自然治癒反応）なので、無理して食べても、かえって病気が悪化したり、体調がますます悪くなったりします。

しかし、体力のない人が長く食欲不振に陥ると、治る病気も治らないという一面もありますので、そういう場合の生活療法を次に示します。

食欲を回復させるための具体策

●生姜湯（130ページ）や梅醤番茶（135ページ）を1日数回飲む。

●イチゴ、リンゴ、ナシ、ブドウなどの果物を食前にとる。
これらの果物には、リンゴ酸や酒石酸、クエン酸などの有機酸が含まれており、食欲増進剤的な働きをします。パパイヤ、キウイ、パイナップルのように、消化酵素を含む果物もお勧めです。

●アルコールを飲む人は、梅酒、アンズ酒、赤ワインなどを食前に少量飲む。

●陳皮入り生姜湯（173ページ）を飲む。

●生ジュースとしては、ニンジン1本（約200g）、リンゴ2／3個（約200g）、ダイコン約100gをミックスしたもの（コップ2杯）を飲む。
ダイコンは、ジアスターゼという消化酵素を含みます。

●適度な運動で空腹状態を作り出す。

1日中動かずにエネルギーを使わないと、空腹にはなりません。できるだけ散歩をしたり、軽いスポーツや腹筋運動をして、お腹を空かせるようにしましょう。

便秘

――水分補給より大腸を温めることが肝要

世の中に便秘で悩んでいる方は本当に多くいらっしゃると思います。

便秘の改善策として、「水分や野菜をたくさんとりなさい」といわれることが多いようですが、これが逆療法になることもよくあります。

なぜなら、便秘とは、大腸や直腸などの排泄を担当する腸が、十分に活動していないために起こるもの。すべての臓器は熱で動いているのですから、大腸や直腸が冷えると、その働きが悪くなり、便秘になりやすいのです。

そんな状態で水分や生野菜をたくさんとると、ますます大腸や直腸を冷やし、かえって便秘をひどくすることがあります。

便秘に有効な治療法は、大腸を温めること、食物繊維を豊富に含む食物を多くとること、さらに、お通じをよくする食べ物をとることです。

便秘を退治する具体策

●アロエの煎じ汁を飲む。

アロエの葉５〜６枚を水洗いし、トゲを包丁でとって薄切りにしたものを、コップ１〜２杯の水を入れた鍋で、水が半量になるまで煎じ、この煎じ汁を大さじ１杯ずつ１日２〜３回飲みます。飲みにくいなら、ハチミツを適量加えます。

●ゆで小豆を食べる。

小豆50gと６００ccの水を入れた鍋を火にかけ、水が半量になり小豆が柔らかくなるまで（約30分）煮詰めて食べます。小豆は食物繊維を多く含み、腸を温め便通をよくします。

●ご飯に黒ゴマ塩をたっぷりとかけて食べる。

黒ゴマ塩は、黒ゴマ８〜９に対し、自然塩１〜２をフライパンで空炒りします。

●生ジュースとしては、ニンジン1本（約200g）、リンゴ1個（約300g）、キャベツ約200gをミックスしたもの（コップ2・5杯）を飲む。
キャベツは胃腸の働きを活発にし、リンゴはお通じをよくします。
●ウォーキングを毎日十分にやり、あお向けで膝を伸ばしたまま両足の上げ下ろし運動をして腹筋を鍛え、腸の血行を促進する。
●入浴中に腹をへこませたり、ふくらませたりを10回やる。
ほかに、手のひらでお腹を時計回りに10回マッサージしたり、湯舟の外で、腹部に温水と冷水のシャワーを交互に5〜10回かけるのもいいでしょう。

下痢

――むやみに下痢止めを服用しない

一般に、慢性的に続く下痢は、胃腸（体）の冷えや体内の水分過剰（水毒）が原因です。つまり、余分な水分を排泄して体を温めようとする反応が「下痢」なのですから、やたらに下痢止めを服用すると、毒素が体外へ排出されなくなってしまいます。正しい対処法は、胃腸を温めることと、水分のとりすぎを控え、尿を多く出したり汗をたくさんかいて、体内の余分な水分を排泄することです。

ただし、肝臓や膵臓《すいぞう》の病気による下痢や、食中毒、Ｏ－１５７、チフス、コレラなど、発熱を伴う細菌性の腸炎の場合の下痢は、病院で受診し、原因となっている病気を治療することが先決となります。

慢性的な下痢を治すための具体策

●梅醤番茶（１３５ページ）やダイコン湯（１３７ページ）を１日２～３回飲む。

●濃いめに入れた緑茶に、ハチミツを適量入れて１日２～３回飲む。
緑茶の成分タンニンには、下痢を止める作用があります。

●ニンジン、ジャガイモ、玉ネギを長時間煮詰めてスープにし、自然塩を適量入れて、スープだけ飲む。

●ニンジンジュース５００cc（コップ３杯）に粗塩３gを加えて、約２時間、弱火で煮沸する。それを裏ごしにかけ、水を加えて1ℓにしたものをふたたび温め、コップ1杯ずつを、1日2〜3回飲む。

●生姜湿布（159ページ）か、コンニャク湿布（コンニャク1〜2枚をお湯に入れて煮立て、熱いままとり出してタオルにくるむ）を、ヘソを中心に1日2〜3回当てる。

●日頃から、腹巻き、カイロ、焼き塩（179ページ）で腹部を温める。

●陽性食品（81ページ）をよく噛んで、腹七〜八分目を守りながら食べる。

●散歩、軽いスポーツ、腹筋運動をして腹筋を鍛え、腸を温めるようにする。

むくみ

原因によって特徴が異なる

病気の存在を示すサインとしてのむくみは、それぞれ症状が違います。心臓病によるむくみは、午後に下半身がむくむ特徴があり、腎臓病によるむくみは、まず、まぶたにむくみが現れます。

また、肝臓病によるむくみは、腹水として現れます。このような場合は、その原因となっている病気を治療することが先決です。

ここでは、一般的に、しばしばむくみが現れる場合の対策を挙げておきます。

むくみに効く具体策

●ゆで小豆（187ページ）を毎日食べる。

●卵醤（138ページ）を2日おきに飲む。心臓病によるむくみに効果的。

●リンゴを1㎝くらいの厚さに切ってアルミホイルで包み、黒焼きにしたものを、お茶と一緒に食べる。心臓病からくるむくみに効果あり。

●キュウリの浅漬けやキュウリの塩もみを毎食食べる。

キュウリに含まれるイソクエルシトリンに、利尿作用があります。

●生姜紅茶（134ページ）を日頃から愛飲する。

利尿作用がある紅茶のカフェインと、体を温めて腎臓への血流をよくする作用がある生姜の相乗効果で、強力な利尿作用が発揮されます。

●半身浴（146ページ）や足浴（148ページ）をして、腎臓への血流を増加させ、排尿を促す。

●腹這いになり、腎臓の位置（腰部）に生姜湿布（159ページ）をすると、腎臓への血流がよくなり排尿が増す。

肥満

水の飲みすぎで太ることもある

肥満は、使うエネルギーより摂取エネルギーが多いために起こります。食事の時は、よく噛んで少食を心がけ、肉、卵、牛乳、バター、マヨネーズなど脂が多くカロリーの高い食べ物を控え、労働やスポーツで体を動かすことが、やせるための原則です。

しかし、肥満に悩む人の中には、水分過多タイプも見られます。いわゆる「ダイコン足」や「下半身デブ」がそれです。

水太り（水分過多）になると、体内にたまった水が体を冷やし、脂肪、糖、タンパク質、老廃物の燃焼を妨げ、老廃物を体内にため込み、さらなる肥満の原因になります。

また、水を排泄する器官である腎臓の働きも低下し、水分がますます体内にたまる悪循環も起こります。

肥満解消のポイントは、体内の余分な水を汗や尿で出す、便通をよくする、脂肪や糖分を燃やす原動力である熱を作り出すために、体を温める、などです。

肥満を改善する具体策

●労働やスポーツを十分にして筋肉を動かす。

これにより、発汗や利尿を促して水分を消費でき、体熱を産生し、代謝をよくして減量効果が発揮されます。

●入浴、サウナなどで発汗を促して水分を排泄する。

気化熱で体内のカロリーが使われ、減量の手助けとなります。生姜風呂、塩風呂、ニンニク風呂（１５１ページ）に入ると、さらに効果的です。

●水、緑茶、コーヒー、清涼飲料水など体を冷やす水分は控え、緑茶に梅干を入れたものや、生姜紅茶（134ページ）、ハーブティー、生姜湯（130ページ）など、体を温めて利尿作用を促すような飲み物をとる。

●利尿を促す意味で、ゆで小豆（187ページ）、小豆コンブ（119ページ）を意識して食べるようにする。

●海藻、豆、イモ、ゴマ、玄米などを十分に食べる。

食物繊維の働きで、腸内の余分なコレステロール、中性脂肪、糖分や老廃物、さらには水分も、大便とともに捨てられ、減量効果があります。

●長ネギ、ニラ、ニンニク、玉ネギなどの野菜を多くとる。

これらの食べ物は体熱を高め、血行をよくし、利尿・発汗を促してくれます。

●生ジュースとしては、ニンジン1本半（300g）、リンゴ2／3個（200g）、キュウリ100g、またはパイナップル100gをミックスしたもの（コップ2杯）を飲む。

キュウリには利尿作用があり、パイナップルには腸内の余剰老廃物の燃焼やタンパク質の消化を助ける働きがあります。

下腹部を温めて1週間でウエストが細くなった！

日本テレビ系『おもいッきりテレビ』の「なるほど納得」のコーナーに出演・指導した際、テレビのスタッフが得た面白い実証があります。それは、ヘソより下の下腹部に大きめの使い捨てカイロを貼ってやせよう、という実験でした。

毎日昼間（起床時から就寝前まで）、1週間、下腹部に大きめのカイロを貼り続けたところ、被検者のFさんとTさん（ともに主婦）には次のような変化が見られました。

●Fさん（身長155㎝、体重70・7㎏、ウエスト105㎝、62歳）

体温が35・2から36・0℃へ、基礎代謝（BMR）は804から1071㎉へ、体重は70・7から69・9㎏へ、ウエストは105から102㎝へ、腹部皮下脂肪は2・9から2・1㎝へと、すべて減少。

●Tさん（身長158㎝、体重72㎏、ウエスト92・3㎝、64歳）

体温が35・8から36・8℃へ、基礎代謝（BMR）は1372・8から1670・4㎉へ、体重は72から70・5㎏へ、ウエストは92・3から90・0㎝へ、皮下脂肪は2・3から1・9㎝へと、こちらもすべて改善。

ご両人とも異口同音に「体が軽くなった」「冷え性だったのに、体がポカポカしてきた」などと述べておられました。

なぜ、カイロを貼るだけでこんなに効果があるのでしょう。それは、お腹が温まり、肝臓、胃腸、膵臓《すいぞう》など臓器の血流がよくなり、産熱量も増えて体温が上昇するからです。体温が1℃上がると、基礎代謝は12～13％も上昇するので、同じカロリーをとっていても、やせやすくなるのです。

ただし、就寝中もカイロを貼り続けて低温ヤケドをした人もいるので、長時間貼る時は、カイロをタオルに包むなどして、くれぐれも注意してください。

肌荒れ

――血行不良＝「冷え」が原因

肌にとっての大敵は、乾燥、紫外線、血行不良（冷え）です。また、疲労、睡眠不足、便秘、ストレスも肌を荒らす原因となります。

肌荒れ退治に効く具体策

●ゴマを食べる。

ゴマは、リノール酸やビタミンEを含んだ血行をよくする食品なので、美肌作りに大いに役立ちます。黒ゴマ塩（１８７ページ）をご飯にたくさんふりかけて食べたり、ゴマ湯（黒ゴマ15ｇを４００㎖の水で半量になるまで煮つめたもの）を毎日飲みましょう。

●生ジュースとしては、ニンジン2本（約４００ｇ）、リンゴ1個（約３００ｇ）、レモン半個（約50ｇ）をミックスしたもの（コップ3杯）を飲む。

ニンジンは肌の健康に必要なビタミンAを存分に含み、レモンは肌の膠原《こうげん》繊維の生成に必要なビタミンCを含んでいます。

●「山芋梅干」を毎日食べる。

１００ｇの山芋（または長芋）の皮をむき、スライスし、梅干1個の果肉を和えて、刻み海苔をのせて食べます。山芋のヌルヌル成分であるムコ多糖類には、保湿作用があり、梅肉は皮膚の血行をよくして美肌を作ります。

●ハトムギ茶を飲む。

●ユズ湯（151ページ）に入浴する。

冷え性

——感染症やガンをも引き起こす冷え性をあなどるな！

「冷え性」という病名は西洋医学にはありませんが、東洋医学では「冷えこそ万病のもと」と考えます。冷え性は、単なる「手足の冷え」だけですむ問題ではなく、痛み、こり、風邪や気管支炎、膀胱炎など感染症の原因になることもあります。

また、膠原病《こうげんびょう》やガンなどの「硬くなる病気」や、動脈硬化、心筋梗塞なども「冷え」と深く関わって起こることは、すでに何回も述べてきたことです。たかが冷え性とあなどらず、早くから対策を講じておくことが重要です。

冷え性を根治させる具体策

●81ページで示した陽性の食品を、毎日しっかり食べる。

●生姜紅茶（１３４ページ）、生姜湯（１３０ページ）、醤油番茶（１３６ページ）などを飲む（生姜の量は多くしてもＯＫ）。

●ウォーキングやスポーツ、体を動かすことを心がける。

体温は筋肉から40％以上が発生するので、筋肉をつければ体は温まります。ほかに、カラオケ、おしゃべり、趣味への没頭などでも交感神経の緊張がとれるため、血流がよくなって体が温まります。

●お酒を飲むなら、日本酒の熱燗、温めた紹興酒、ヒレ酒などにする。

アルコール好きの人なら、就寝前に適量飲んで寝るといいでしょう。

●生姜風呂、塩風呂（１５１ページ）やサウナ浴を習慣化する。

約42℃の熱い風呂に3分間入浴した後、湯舟の外で足に10秒間、冷水を浴びせることを5回くり返します。サウナ浴の後にも同様に。熱い風呂が苦手な人は、38℃前後のぬるめの風呂で、約30分間半身浴（１４６ページ）を行ないましょう。

隠れ冷え症

——陽性病の影に隠れた「冷え」が原因

肉、卵、チーズ、塩からい食物の食べすぎで起こる病気を、漢方医学では「陽性病」といい、体内に栄養過剰物と熱をため込んだ結果、起こると考えています。高血圧（塩分をため込む）、脳梗塞、心筋梗塞などの血栓症（脂肪、コレステロールをため込む）、痛風（尿酸をため込む）、糖尿病（糖分をため込む）、脂肪肝（脂肪をため込む）、胆石（コレステロールをため込む）、肺、大腸、膵臓、乳房、卵巣、子宮、前立腺などにできるガン（脂肪過剰）などは、陽性病に分類されるので、体を冷やす陰性食品を中心に食べるよう指導するのが一般的です。

ところが、こうした陽性病の患者さんをよく観察してみると、「隠れ冷え症」と思われる例が多数みられることに、最近、気づくようになりました。

たとえば、石油ストーブに石油を入れて、どんどん燃やせば石油はなくなりますが、燃やしている最中に水をかけると火は消え、石油が残ります。

体内のエネルギー源、つまり石油に当たるのは、糖、(中性)脂肪、コレステロールなどです。体を冷やしたり、水分をとりすぎたりすると、ストーブに水をかけた時に石油が残るのと同様、糖や脂肪、コレステロールが燃えずに体内に残ります。それが高血糖(糖尿病)、高脂血症(動脈硬化→血栓症)、脂肪肝、痛風、高血圧などを誘発すると考えられるわけです。

隠れ冷え性を改善する具体策

●症状にまどわされず、体を温める生活を心がける。

陰性体質の人が、一見、陽性病と思える病気にかかっているならば、熱不足(冷え)からくる栄養過剰物質(糖や脂肪、尿酸など)の燃焼・排泄機能の低下が、病気の原因と見るべきです。

こうした隠れ冷え症は、表面的な諸症状にまどわされず、体を温める次の具体策をとりましょう。

・塩分のきいた食物や、根菜類、動物性の食品などの陽性食品を食べる。
・食事はよく噛み、腹八分目程度にしておく。

生理不順・生理痛・更年期障害など

――ヘソより下の冷えが原因

大半の女性は、ヘソから下が格段に冷えています。冷えたところには、栄養、酸素、水、白血球、免疫物質を抱えて全身をめぐる血液が必要なだけ行き渡らないため、生理不順、生理痛、子宮筋腫（硬くなる病気＝冷え）、卵巣のう腫（漿《しょう》液《えき》という水分の貯溜）、子宮や卵巣のガン（冷えの病気）が起こりやすいのです。

また、下腹部（下半身）が冷えると、そこに存在していた血や熱が上昇し、のぼせ、息苦しさ、肩こり、吐き気、咳、発汗、イライラ、不眠などの症状が出現します。これが更年期障害です。こうした婦人病には、次の療法が効果的です。

婦人病を解決する具体策

●**性ホルモンの分泌を促す成分、アルギニンを含んだゴボウを多く摂取する。**

きんぴらゴボウや味噌汁の具として、毎日食べましょう。

●黒豆を黒砂糖と煮て常食にする。

黒豆は、漢方医学でいう腎（腎臓、泌尿器、生殖器）が虚した（不足した）状態に効き、婦人病の治療にも効果があります。

●ダイコンの葉を味噌汁の具などにして、たくさん食べる。

ダイコンの葉は血行をよくし、「瘀血《おけつ》」を除去するので、婦人病に効きます。

●生姜紅茶（134ページ）**に入れる黒砂糖の代わりに、ハッカ**（シソ科）**のアメを入れて1日3〜4杯飲む。**のぼせに効果的。

●濃い番茶に、すりつぶした黒ゴマ塩を小さじ1杯入れて1日4〜5杯飲む。

生理痛に効くので、生理の2〜3日前から飲みましょう。

●生理痛がひどい人は、ニラ湯を1日2回飲む。

約20gのニラをミキサーにかけたものを、ふきんでしぼって茶碗に入れ、これに熱湯を注ぎ、ハチミツを適量入れて、その湯を飲みます。

●下腹部にコンニャク湿布をする。

まず、コンニャク3枚を熱湯で4分間煮て、それを1枚ずつ乾いたタオルにくるみます。そして、1枚を下腹部に、ほかの2枚は腹の両側（脇腹下部）に当てます。生理痛、子宮筋腫、卵巣のう腫に効果があります。

また、焼き塩（179ページ）を生理痛を感じるところに置いて温めても、痛みが軽くなります。

●毎日、入浴後に、下腹部に生姜湿布（159ページ）をする。

●42℃ぐらいのお湯を洗面器に入れて足浴（148ページ）をする。

プチ断食を中心とした「冷え」の治療で卵巣のう腫が消えた

Eさん（42歳・女性）は、身長160㎝、体重60㎏で、下半身が太めです。ある時、腹部の膨満感と腰痛があり、婦人科を受診したところ、左の卵巣に4㎝×5㎝の卵巣のう腫が見つかりました。

「1カ月ほど様子を見るが、のう腫が大きくなるようだったら即、手術。大きくならなくても手術したほうがいい」と、医師からいい渡されたのですが、どうしても手術をしたくなかったEさんは、私のところに相談に来られました。

触診すると、ヘソより下の下腹部が上腹部に比べて極端に冷えています。全身を診ると、顔は小さいのに、下半身に行くほど下ぶくれになっています。いわゆる、「水太りの下半身デブ」の体形です。

私は、「おへソより下が冷たいですね。きっと、時々下肢がむくむでしょう？　下肢のむくみの原因は水分ですし、下腹部に存在する卵巣のう腫の正体も、漿液《しょうえき》という水分です。手術したくないのなら、余分な水分、特に冷たいものはとらず、生姜紅茶を飲んでください。

そして、毎日１万歩ほど歩き、半身浴や生姜湿布をして下腹部を温めること。何より大切なことは、とにかく過食を慎むことですね」と指示し、ニンジン・リンゴジュースを中心としたプチ断食の「基本食」を勧めました。

これを実行したEさんが、１カ月後、先の婦人科を訪れてエコー検査をしてもらったところ、驚くことに卵巣のう腫が見えなくなっていたのです。

結局、Eさんの卵巣のう腫は消えました。下腹部をウォーキングや半身浴で温め、卵巣への血行をよくすることにより、卵巣の中の漿液が血液に吸収されて、最終的には尿として排泄されたのです。

夜間頻尿・精力減退・抜け毛・白髪

——生命力の衰えのサイン

加齢とともに下肢・腰の筋力が低下し、下半身が細くなってくると、腰痛、膝の痛み、下肢の冷え、むくみ、インポテンツ、頻尿など、下半身の衰えを示す諸症状が現れてきます。また、これらの症状に比例して、目の疲れ、老眼、耳鳴り、聴力低下、抜け毛、白髪といった老化現象も目立ってきます。

こうした症状を、漢方医学では「腎虚《じんきょ》」といいます。腎とは、腎臓も含めた泌尿器や生殖器の力、生命力を含めた漢方特有の名称です。これを改善するには、以下のように下半身を強化することが先決です。

下半身を強化する具体策

●ゴボウ、ニンジン、レンコン、長ネギ、玉ネギを毎日食べる。

人間の下半身は植物の根に当たるので、根菜類を毎日食べてください。きんぴらゴボウや、玉ネギのサラダ（玉ネギ、ダイコンをスライスし、ワカメを混ぜて、しょう油味のドレッシングをかける）を食べましょう。

●特に山芋は、腎虚を回復させる力が強いので、存分に食べること。

トロロそばや、麦トロ、山芋梅干（197ページ）などにして食べましょう。

お酒の好きな人は、山芋酒を就寝前約30mℓ飲んで寝るといいでしょう。

山芋酒は山芋（または長芋）200gを天日に当てて乾燥させてから細かく刻み、グラニュー糖約150gと焼酎1・8ℓとともに広口ビンに入れ、冷暗所に3カ月ほど置いて作ります。

●ゴマは、タンパク質、脂肪、ビタミン、ミネラルを多く含み、強壮強精作用があるので、次のような食べ方でどんどん食べる。

・黒ゴマ塩（187ページ）をご飯にふりかけて食べる。

・ゴマハチミツ（市販されているクリーム状の練りゴマとハチミツを、3対2の割合で混ぜたもの）を毎日食べる。

・適量の黒酢に、その半量の黒ゴマを加え、約1カ月置いたものを、毎日スプーン2杯くらい飲む。

●牡蠣の季節には生牡蠣や牡蠣鍋を常食する。
牡蠣《かき》は「セックスミネラル」といわれる亜鉛成分を多く含みます。
●ウォーキングやスクワット運動（155ページ）で下半身を鍛える。
●下半身の血行をよくするため、入浴は全身浴の後、温かいシャワーを浴びて少し休んでから半身浴（146ページ）をする。

困り果てていた頻尿がウソのように消えた「お腹保温法」

64歳のDさん（女性）は、もともと冷え性でしたが、ここ1～2年、特に腰や下肢部、太腿部が氷のように冷たく、そのうちに頻尿がひどくなり、平常の生活ができなくなりました。何しろ、10分ごとに尿意を催すのです。しかし、トイレではほとんど排尿がなく、あってもチョロチョロと出る程度でした。

病院で診てもらっても、尿の中にバイ菌は発見されず、神経性膀胱炎と診断されました。精神安定剤を処方されたのですが、まったく効果が出ません。

ある日、お腹や腰に大きな氷の固まりを突っ込まれたような、ものすごい冷えと不快感を感じたので、本能的にヘソの上下左右に1個ずつ、計4個、腰椎の両側に1個ずつカイロを入れました。

すると、ホカホカとお腹から体全体が温まり、やがてここ数年、ついぞ経験したことのないような大量の尿がザーッと出て、心身ともに気分がよくなったのです。

以後、Dさんは、どんな時にも腹巻きを欠かさず、お腹に1個、腰に1個、カイロを当てて生活するようになりました。すると、睡眠も食欲も便通もよくなり、毎日の生活が気分よく送れるようになったのです。

体調が悪かった時には、いつも35・6℃くらいしかなかった体温も、今では常に36・4℃前後に保たれているといいます。

私の本を知ったDさんは、この「腹巻きカイロ」の保温法とともに、体を温める「基本食」や生活法にも取り組み、効果を上げています。

水虫

——文字通り「水分」が原因となる症状

水虫は、白癬菌《はくせんきん》という力ビが起こす皮膚炎で、足指の間（つけ根）などの湿気の多い場所に多発します。患者さんは文字どおり「水分」を多くとっている人がほとんどです。患部を清潔にしてなるべく乾燥させるほかに、次の対策が有効です。

水虫を撃退する具体策

●体を冷やす水、茶、コーヒー、清涼飲料水などの水分をとりすぎない。代わりに生姜紅茶（134ページ）を飲んで体を温め、利尿を促す。
●カップ1杯の酢を洗面器に入れ、湯で3〜4倍に薄めて、患部をその中に30分くらいつける。
●患部を洗って乾かしたところに、すりおろした生ニンニクをガーゼで包んで湿布する。数分後に水で洗い流す。

痔

――冷えと便秘が主要な原因

痔は、肛門付近に分布する静脈の血行が滞って起こるもので、漢方医学でいう「瘀血」の症状です。局部の冷えや便秘が大きな原因と考えられるほか、食べすぎ、飲みすぎ、カレーなどの刺激のある食べ物や動物性食品のとりすぎ、座りっ放しの仕事などで肛門付近の血行が悪くなる、などによって悪化します。

こうした明らかな原因があれば遠ざけ、血行促進のために、特に次のような対策を併せて実行すれば、痛みが軽くなり、完治につながっていきます。

痔を完治させるための具体策

●海藻、豆、玄米、ゴマ、野菜などの食物繊維の多い食物をしっかり食べ、便秘を予防する。
●ホウレンソウを存分にとる。

ホウレンソウは、胃腸全体の清掃や浄化をし、便秘を改善します。また、血液を浄化し、出血を止める効果があるので、黒ゴマで和えて毎日食べましょう。

●生ジュースとしては、ニンジン1本半（約300g）、ホウレンソウ約200g、パイナップル約300gをミックスしたもの（コップ3杯）を飲む。

パイナップルにはタンパク分解酵素のブロメリンが含まれ、血液が滞る原因であるフィブリンというタンパクを分解・除去します。ホウレンソウには、止血効果があるビタミンKが含まれています。

●ブドウやイチジクには緩下《かんげ》作用のほかに、痔を治す効果もあるので、その時期には存分に食べる。また、プルーンにも緩下作用があり、瘀血にも効くので、生食や乾燥したものを常食する。

●以下の入浴によって血行をよくする。

・38℃～40℃のぬるめの風呂に15分入った後、42℃ぐらいの熱めの風呂で半身浴（146ページ）を5～10分する。この時、肛門を引きしめたり、ゆるめたりする運動を行なうとさらに効果的。

・血行を促進し、痔に奏効するニンニク風呂、イチジク風呂（151ページ）

に入る。

・入浴中に患部を10分ないし20分間、指で念入りにマッサージする。

●ニラの葉をすりおろしてしぼり汁を作り、患部に塗る。

不眠症

冷えによる「頭熱足寒」が原因

コーヒーやお茶のカフェイン、暑さや寒さの刺激、かゆみ、痛み、頻尿などが原因になっている場合を別にすると、不眠を訴える人の大半が冷え性です。手足が冷えるため、健康の大原則である「頭寒足熱」の逆の状態、つまり「頭熱足寒」になってしまうと、頭に血が上り、脳内が充血するため、脳の神経が休まらず、ぐっすり眠れません。心地よい睡眠につける時は、手足がポカポカと温まってくるものです。

次の方法でそんな状態を作り出せば、快適な睡眠が得られます。

心地よい眠りに導く具体策

●体を動かす仕事やウォーキングなどを十分に行なって筋肉を使い、日光も存分に浴びる。

●就寝前に体温を上げるような入浴法を工夫する。

ベッドに入り、体温がスーッと下がっていく時に、よい眠りにつくためには、就寝前に体温を上げておくことです。そのために、次のように入浴しましょう。

・37～39℃のぬるま湯に20分くらいつかる。アルコール好きなら、入浴後、軽くアルコール（ビールより体を温める赤ワインや日本酒）を飲む。

・手足の冷たい人は、洗面器に粗塩をひとつかみ入れ、42℃ぐらいのお湯を加えて足浴または手浴を5～10分行なう。

●シソの葉や生姜の精神安定作用を活かす。

・シソ葉加生姜湯（133ページ）を就寝前に飲む。

・刻んだシソの葉と長ネギを入れた熱い味噌汁を就寝前に飲む。

・シソ酒を就寝前に杯に1～2杯飲む。

シソ酒は、青ジソの葉（１００g）を水洗いし、１日陰干ししてから清潔な果実酒用の広口ビンに入れ、氷砂糖２００g、ホワイトリカー１・８ℓを加えて冷暗所に３カ月置いて作ります。

●梅干の果肉１～２個を、お湯に溶いて飲む。

ストレス・ノイローゼ・うつ・自律神経失調症

――「気の冷え」が原因

第１章でも述べたように、ストレス、ノイローゼ、うつ、自律神経失調症などの神経疾患は、気温の低下や低体温が大きな原因になっています。

自律神経は、私たちの意思とは別に、各臓器や汗腺、血管などを司っている神経で、交感神経と副交感神経が相互に指揮することによって働いています。この指揮がくずれる（失調する）と、動悸、息切れ、下痢・便秘、発汗異常、顔面紅潮または蒼白などという症状が続発します。諸々の精神疾患は「気冷え」からくる病気ですから、以下のようなやり方で体温を上げて汗をかけば、不快な諸症状をとり除くことができます。

落ち込んだ気分を晴れやかにする具体策

●生姜湯（130ページ）かシソ葉加生姜湯（133ページ）を1日に3回以上飲む。
シソの葉と生姜には、「気を開く」＝「うつ気をとる」という作用があります。
●シソの葉の料理（シソの葉入り味噌汁、シソの葉の天ぷら）や、生姜の料理（生姜の漬け物、紅生姜、刻み生姜入りの味噌汁）など、シソと生姜を食生活に存分にとり入れる。
●約10gのシソの葉を、コップ1杯の水で煎じて半量にし、1日3回飲む。
●生ジュースとしては、ニンジン2本（約400g）、リンゴ1個（約300g）、シソの葉約50gをミックスしたもの（コップ3杯）を飲む。
●生姜酒を就寝前に20〜30cc飲む。
生姜酒は、ひね生姜100gを水洗いし、水を切り、皮をむいて薄くスライスしたものを清潔な果実酒用の広口ビンに入れ、氷砂糖150g、ホワイトリカー1・8ℓを注いで密封し、冷暗所で約3カ月漬けます。できあがったらガーゼでこしてから保存します。

●**黒ゴマ塩**（187ページ）**をご飯にかけて食べる。**

ゴマはカルシウムやレシチンを多く含むため、脳や神経の働きを強め、精神を安定させる作用があります。

●**玉ネギのサラダ**（ダイコン、ワカメで作る、85ページ）**を毎日食べる。**

玉ネギの中のビタミンB_1や硫化アリルには、神経を安定させる働きがあります。

●**生姜風呂やシソの葉風呂**（151ページ）**にすると同時に、半身浴**（146ページ）**やサウナ浴**（148ページ）**で発汗して「水毒」を改善し、体を温める。**

●**ウォーキングをはじめとするスポーツで筋肉を鍛え、体温を高める。**

●**カラオケ、趣味に打ち込むなど、楽しいことをやると体温も上がり、脳から快感ホルモンのβ—エンドルフィンやセロトニンが分泌されて精神疾患の予防・改善につながる。**

湿疹・ジンマシン・アトピー

――皮膚病の大半は過食・水分過多・運動不足が原因

皮膚病は、総じて体内の老廃物と水分が、皮膚を通して排泄されている現象で、過食の人、水分をたくさんとるために体が冷える人、運動をしない人がかかりやすいものです。したがって、これらの原因を取り除き、体内の老廃物と水分をできるだけすみやかに体の外へ出す対策を講じることが大切です。

皮膚病を快癒させる具体策

●シソの煎じ汁（184ページ）を飲む。
シソには解毒作用があるため、この煎じ汁を1日2～3回に分けて飲むと、老廃物の排出が促進されます。

●解毒作用があり、皮膚病の妙薬でもあるゴボウを毎日食べる。

●シイタケの煎じ汁を飲む。

シイタケ10gを500㎖の水で半量になるまで煎じたものを、1日3回に分けて温めて飲むと、発疹を促し、皮膚病の治癒を早める効果があります。

●生姜湯（130ページ）**に葛粉3gを入れて飲み、発汗を促す。**

●ビワの葉やモモの葉を入れた風呂（151ページ）**に入る。**

●生姜風呂、塩風呂（151ページ）**に全身浴した後、シャワーを浴び、同じ風呂で今度は半身浴**（146ページ）**を15～30分行なう。**

これにより、大量の汗をかいて皮膚病の治りを早くします。風呂からあがる時は、最後の仕上げとしてシャワーを浴びたほうがいいでしょう。

●ゴボウをすりおろして温め、ガーゼにつけて、湿疹、ジンマシンの患部に湿布する。

●熱を持ったかゆみの場合には、すりおろしたキュウリにガーゼを浸したものを患部に貼る。

キュウリには、解毒作用と熱を冷ます作用があります。

●食事はよく噛んで腹八分目にする。

●ウォーキング、スポーツ、入浴などを積極的に行なう。

大量の発汗と排尿で〝アトピー肌〟が柔らかに！

28歳のUさん（女性）は、身長155cm、体重65kgと肥満傾向にあり、幼少期から小児喘息に悩まされてきました。

中学生になるとアトピー性皮膚炎にもかかり、年々悪化し、ステロイド療法、温泉療法、免疫療法など、さまざまな治療法を試したのですが、全身が赤くなったり、落屑（皮膚表皮の角質層が剥げ落ちる現象）を伴うゴワゴワした皮膚炎に。顔や首からは、ジュクジュクした黄金色の汁が分泌し、外出する意欲も失い、25歳頃からは家でブラブラしていました。しかし、体を動かさないのに食欲は旺盛で、水分もよくとっているといいます。

診察を終えた私は、Uさんにこういいました。

「体内の老廃物と水分が、呼吸器を通して体外に吹き出てくる状態が喘息、皮膚を通して出てくるのがアトピーです。少食にして体をよく動かし、排泄や発汗を十分にしないと老廃物や水分は出て行きませんから、このままでは治りませんよ。薬で症状を抑えても、老廃物の排出を抑えてしまうだけです」

そして、次のようなプログラムを指示しました。

まず、食事面では、朝食は、ニンジン・リンゴジュースに生姜紅茶、昼食はそば、夕食は陰性食品は避け、陽性食品で作った和食を中心に腹八分目にすること。

生活面では、朝夕40分ずつのウォーキング。ウォーキングから帰ったら、全身浴をした後に20分間の半身浴をするという入浴法の実行です。

Uさんは、このプログラムを忠実に実行したところ、それまで汗がまったくかけなかった体質なのに汗が出はじめ、尿も驚くほど多くなって、体重が1カ月で4kg、3カ月で8kgも減りました。

その間、全身の皮膚からドロドロした臭いのある液体がにじみ出して、不安に襲われたりもしましたが、治したい一心で我慢してプログラムの実行を続けたところ、3カ月目には、乾燥してゴワゴワだった皮膚も柔らかくなったのです。今では、よほど注意して見ないと、アトピーだったとわからないぐらいです。

その後も同じ生活を続けることにより、季節の変わり目に出ていた喘息の発作もなくなり、初診から1年を過ぎた今は、友人との外出も楽しんでおられます。

高血圧・脳出血・脳梗塞

――水分過多・下半身の衰え・「冷え」が原因

現在、日本の成人における血圧の分類は、表7のようになっています。あなたはどの範囲にいるかを、まず確認しておきましょう。

さて、血圧が上がる原因は、主に3つあります。

まず第一に、よくいわれる塩分。なぜ、塩分が血圧を上げるかといえば、食べた塩分が血液中に入ると、塩には吸湿性があるため、周囲の細胞から水分をたくさん動員するので、血液中の水分量（血液の全体量）が多くなり、その結果、心臓が血液を押し出す力が強まるのです。水分をとりすぎる人も、同じメカニズムで高血圧になります。以前、もっともよく使われていた降圧剤は利尿剤でした。これは、西洋医学でいうところの、尿を出して塩分を捨てる薬ですが、自然医学的に見ると、体内の水分を捨てて血圧を下げる薬ということになります。

第二に、高脂血症からくる動脈硬化が血管を細く硬くし、血液の通りを悪くし

表7　成人における血圧の分類

分類	収縮期血圧（mmHg）（上の血圧）		拡張期血圧（mmHg）（下の血圧）
至適血圧	＜120	かつ	＜80
正常血圧	＜130	かつ	＜85
正常高値血圧	130〜139	または	85〜89
軽症高血圧	140〜159	または	90〜99
中等症高血圧	160〜179	または	100〜109
重症高血圧	≧180	または	≧110
収縮期高血圧	≧140	かつ	＜90

＊ 収縮期血圧と拡張期血圧はそれぞれ独立したリスクがあるので、収縮期血圧と拡張期血圧が異なる分類に属する場合には高いほうの分類に組み入れる。『高血圧治療ガイドライン2000年版』（日本高血圧学会）による。

て血圧を上げる場合。これには、余分な水分のとりすぎが体（血管）を冷やし、血管を縮めて血圧を上げるという一面もあります。

第三に、加齢に伴う高血圧は、筋肉とも関係しています。筋肉は、発達するほど毛細血管が増生するため、若い人のしっかりした下半身には毛細血管が多く、血液がたくさんプールされており、頭寒足熱の、よい健康状態を保っています。

ところが、年とともに下半身の筋肉が衰えてくると、この血液が上半身に集まり、それが高血圧という形になるのです。この血液が、体の一番上にある脳に集まって、溢れ出た状態が脳溢血（脳出血・

脳梗塞）です。

したがって、高血圧や脳卒中を予防・治療するには、下半身の筋力低下（冷え）を防ぎ、塩分や水分を排泄し、高脂血症で血管を狭く細くさせないことです。

体内の余分な水分を出して血圧を低くする具体策

●玉ネギのサラダ（85ページ）を毎日食べる。
玉ネギは下半身を強くし、血管を拡張するため血流をよくして血圧を下げます。ワカメは降圧成分を含み、豊富な食物繊維が腸から血液への脂肪分の吸収を阻害するため、抗脂血作用を発揮します。

ダイコンのビタミンPは、血管を強化します。

●玉ネギの薄茶色の皮10gを、水600㎖を入れた鍋に入れ、水が半量になるまで煎じ、これをこした汁を1日数回に分けて飲む。
皮の茶色の色素（クエルセチン）に、降圧効果があります。

●肉・卵・牛乳・バターは控え、魚介類をしっかりとる。
魚介類に含まれるEPAやDHAなどの油や、タウリン（アミノ酸）が、血圧低下、抗血栓作用を発揮します。

●納豆、味噌、しょう油、チーズなどの発酵食品には、ピラジンという抗血栓物質が入っているので、積極的に食べる。

●生ジュースとしては、ニンジン2本（約400g）、リンゴ2／3個（約200g）、セロリ約100gをミックスしたもの（コップ2・5杯）を毎食飲む。

ニンジン、セロリ、パセリ、セリなどのセリ科の植物は、抗血栓物質のピラジンを含み、ニンジンは下半身を強くし、体を温めます。また、リンゴの中の豊富なカリウムは、塩分を尿とともに捨てる作用があります。

●毎日、ウォーキングやスクワット運動（155ページ）をして下半身の筋力をつけ、血液を下半身に下ろす。

●入浴は、37～40℃くらいのぬるめのお湯に15～20分入る。42℃以上の入浴では、血圧が30㎜Hg以上上がるので要注意。

入浴により体が温まると、血栓を溶解するプラスミンという物質が体内で多量に生成される効果があります。

低血圧

陰性体質の一症状

一般に、上の血圧が１００㎜Hg未満の場合、低血圧とされます。低血圧は、体の新陳代謝が悪く、体温の低い人がなりやすく、漢方医学でいう陰性体質の人の一症状と考えられます。陰性の状態、すなわち「冷え」が全身の血行不順をまねき、特に内耳の血行が悪くなると、内耳の中のかたつむり管のリンパ液（水分）の貯溜《ちょりゅう》（水毒）が起こり、めまいや耳鳴りの原因にもなります。そんな人は、以下の対策を実行してください。

低血圧を改善する具体策

●塩、味噌、しょう油、メンタイコ、漬け物、塩鮭、佃煮など、塩気がきいた体を温める食べ物をしっかり食べる。

●梅醤番茶（１３５ページ）や醤油番茶（１３６ページ）、生姜湯（１３０ページ）を飲む。

●魚の血合肉など、色の濃い食べ物をしっかり食べる。

また、エビ、カニ、イカ、タコ、貝などの魚介類には、強心作用を有するタウリンが多く含まれるので、しっかり食べましょう。

●酒好きの人は、ビールやウイスキーの水割り（オンザロック）は控え、日本酒の熱燗、赤ワイン、梅酒、紹興酒の熱燗にする。

●低血圧、めまい、耳鳴り（メニエル症候群）には、漢方薬の苓桂朮甘湯《りょうけいじゅつかんとう》を処方してもらう。

含有成分の茯苓《ぶくりょう》と朮《じゅつ》が利尿作用を示し、桂皮が血行をよくしてくれます。

●ウォーキングをはじめ、筋肉を積極的に鍛える運動をして体温を上げる。

●入浴は、42℃ぐらいの熱い湯に10分入るか、生姜風呂、塩風呂（151ページ）などで体を十分に温める。

貧血

赤血球の不足から起こる

貧血とは、文字どおり血液、特に赤血球が少ない状態です。厳密にいえば、赤血球が少ないか、赤血球の色のもとになっている血色素の量が少ないかのどちらかです。低血圧症の人がフラフラしたり、立ち上がる時に立ちくらみが起こることを「貧血」と表現する人がいますが、それは低血圧のために脳への血流が悪いことで起こる「脳貧血」のことで、一般にいう貧血とは違います。

ただし、貧血も低血圧も漢方でいう陰性病なので、対応の仕方はほぼ同じです。

貧血を改善する具体策

●青白い顔をした貧血の人は、赤や黒の濃い色をした食べ物をとる。

濃い色の食べ物には、血色素のもとになる鉄が多く含まれています。鉄分を多く含む食べ物として、次のようなものをお勧めします。

・ご飯には黒ゴマ塩（187ページ）をふりかけて食べる。
・ホウレンソウをゆがいてゴマ油で炒めて食べる。
・赤味の肉（マトン）や魚の血合肉を食べる。
・赤ワインを飲む。
・ひじきはホウレンソウの10倍以上の鉄を含むので、ひじきの炒め物を毎日食べる。
・乾燥プルーンの砂糖煮（乾燥プルーンを鍋に入れたぬるま湯に浸して水分を含ませ、砂糖を適量入れて弱火で煮る）を食べる。貧血で便秘の人にお勧め。
●シジミの味噌汁か、シジミと刻み生姜の炒め物を食べる。
シジミには、造血作用のあるビタミンB_{12}が多量に含まれています。
●ウォーキングや軽いダンベル運動で筋肉を鍛え、鉄分の保持を促進する。

胃炎・胃潰瘍・十二指腸潰瘍

――ストレスからくる冷えに要注意

胃や十二指腸の病気は、冷え性（陰性体質）の人によくみられます。

また、ストレスにより副腎髄質からアドレナリンが分泌されると、血管が縮み、胃腸の粘膜の血行が悪くなると、つまり冷えると、潰瘍になりやすくなります。

胃腸の「冷え」を根本から治す具体策

●梅醤番茶（135ページ）を愛飲する。
●黒豆を黒砂糖で煮て毎日食べる。
●キャベツを積極的にとる。
抗潰瘍作用があるビタミンU（ただし、加熱すると破壊されてしまいます）と、出血を止めるビタミンKを含むキャベツは、次のようなとり方があります。
・生ジュース……ニンジン2本（約400g）、リンゴ2／3個（約200g）

に、キャベツ約100gをミックスしたもの（コップ2・5杯）を飲む。

・生食……キャベツをみじん切りにし、カツオブシとしょう油をかけて毎食食べる。これだけでも有効ですが、野菜の生食は体を冷やすので、心配な人は湯通しして食べるようにしましょう。

・湯通し……約200gのキャベツをミキサーにかけた後、鍋に入れ、沸騰させないようにサッと温めたものをよく噛んで食べる。

●シソ葉加生姜湯（133ページ）を毎回飲む。

●42℃ぐらいの熱い風呂に入浴する。

熱い風呂に入ると胃液の分泌が少なくなるので、潰瘍の改善に効果があります。

ただし、就寝前は、ストレスをとるため38～40℃の入浴がベターです。

単なる胃弱や胃アトニー（胃下垂）の人は、胃液の分泌を促して胃の働きを活発にさせるために、38～40℃ぐらいのぬるめの湯にゆっくり入浴するほうがいいでしょう。

10年来の持病だった胃潰瘍の痛みを解消

Sさんは42歳のサラリーマン。身長173cm、体重58kgとやせ型で、ここ10年来、胃潰瘍を患っていました。特効薬のH2ブロッカーを服用している間は、症状が軽くなるのですが、薬を中止すると、みぞおちの下の痛みや膨満感があり、食欲がなくなってしまうので太れないといいます。医師からピロリ菌の除菌が必要といわれ、抗生物質によるピロリ菌退治の療法を勧められていました。

Sさんの腹部を診察すると非常に冷たくて、特に胃が存在するみぞおちのあたりは氷のように冷えていました。診察の途中で、本人の手をとってみぞおちを触ってもらい、次のように話しました。

「この胃の部分が冷たいということは、胃への血行が悪いのです。血液は、栄養、酸素、水、白血球、免疫物質をかかえて全身をめぐっているのですから、冷たくて血行が悪いところが病気になるのは当たり前です。今日から腹巻きをして、みぞおちに使い捨てカイロを当ててください」

また、毎日、熱い味噌汁に青海苔を入れて飲むこと、お茶代わりにシソ葉加生姜湯（130ページ）を飲用することもお勧めしました。青海苔は、潰瘍に効くビタミンUをキャベツの1000倍も含んでいるとされ、シソの葉と生姜は胃を温め、胃の粘膜の血行をよくするほかに、「気を開く」、つまり胃潰瘍の大きな要因となるストレスをとる作用があるからです。

私のアドバイスをすぐに実行したSさんは、1週間もすると薬なしでも胃の痛みがなくなり、2カ月後には体温も35・9℃から36・5℃に上昇しました。今では、10年もの間苦しんできた胃の痛みや膨満感などの不快な症状も、ほぼなくなっています。

糖尿病

――下半身が弱ると血糖値が上昇する

糖尿病は、現代医学では、膵臓から分泌されるインスリンが不足して起こる病気とされています。しかし、糖尿病は尿から糖が出るわけですから、漢方医学では、「下半身の弱りの病気」と見られます。確かに、糖尿病の患者さんを診察すると、ほぼ例外なく、上半身に比べて下半身が妙に細く、脆弱《ぜいじゃく》に見えるのです。

人間の体温の40％以上は、筋肉が糖分を燃やして生まれるものであり、その筋肉の70％以上が下半身に存在します。ですから、下半身が細くなると、糖分の消費量も少なくなって血中に残り、糖尿病になりやすくなると考えられます。

これを防ぐためには、下半身の筋肉を鍛えるのはもちろんのこと、糖分を燃焼させたり、体内に多くの糖分の吸収させたりしないようにすることが大事です。

糖分の燃焼を促進する具体策

●ひじきの炒め物、きんぴらゴボウ、ワカメの味噌汁を毎食食べる。

これらのように食物繊維が豊富なものをとると、腸から血液への糖分の吸収を防ぎ、血糖の上昇を抑えることができます。

●生姜紅茶（134ページ）**に黒砂糖を入れて、毎日3杯以上飲む。**

生姜や黒砂糖にはインスリンの成分となる亜鉛が多く含まれ、体を強力に温める効果もあるので、糖分がよく燃焼します。黒砂糖が血糖値を下げるという研究報告も、最近、見られるようになりました。

●玉ネギとダイコンのサラダ（85ページ）を毎日食べる。

玉ネギには血糖値降下作用のあるグルコキニンという物質がたくさん含まれ、ワカメには食物繊維が豊富です。ドレッシングに入れるしょう油には、体を温めて糖の燃焼を助ける作用があります。

●山芋を毎日多食する。

糖尿病は、漢方医学的にいうと「腎虚《じんきょ》（下半身の弱り）」が原因です。下半身を強くするには根菜類を食べるべし、ということは、これまでにも述べてきました。その根菜類の中でも、特に下半身の強化に役立つのが山芋。実際、老化予防や糖尿病に効く八味地黄丸《はちみじおうまる》の主成分も山芋です。

●アルコール好きの人は、山芋酒（２０７ページ）を作って飲むのもいい。

●生ジュースとしては、ニンジン２本（約４００g）、リンゴ１／３個（約１００g）、玉ネギ約40gをミックスしたもの（コップ２杯弱）を飲む。

●ウォーキングは、分速70～80メートルの「ややゆっくり歩き」で最低20分以上、毎日行なう。

歩いて筋肉を動かすと、インスリンが少量しかなくても筋肉が糖分を消費します。歩くことで内臓の血流もよくなり、膵臓の働きが促進されます。

●入浴は42℃ぐらいの熱い湯に入る。

熱い風呂に入ると消費カロリーが増えます。3分入った後、湯舟の外で5分ぐらい休むというパターンを3回くり返しましょう。

薬も注射もせずに毎月確実に血糖値が下がった

Jさん（58歳・男性）は身長168㎝、体重65kg。数年前に受けた健康診断で「血糖値が高い」と指摘されたのですが、何の自覚症状もないので放置していました。最近になって、口の渇きや頻尿、体重の減少、だるさ、精力低下など糖尿病特有の症状が出てきたので、私のクリニックを受診されました。

検査をしてみると、空腹時血糖（正常値50～110mg／dℓ）は230mg／dℓ、と高く、2～3カ月間の血糖値の平均を表すHbAIC（正常値4・3～5・8％）も10・5％で、かなり進んだ糖尿病であることがわかりました。

ところがJさんは、内服薬はもちろん、インスリン注射など絶対にイヤだといってききません。また、「どうにもだるいので、体力をつけるために無理して食べていた」というのです。

そこで私は、「体がだるいなら胃腸も弱っているのだから、無理して食べると胃腸に負担がかかり、十分な消化ができないので、さらに体調が悪くなりますよ」と説明して、ニンジン・リンゴジュースを中心にしたプチ断食の「基本食」からはじめるようにお勧めしました。加えて、歩ける時は歩く、入浴は全身浴の後にしっかり半身浴をやり、体を温めて糖分を燃焼するように、と指導しました。

Jさんに勧めたメニューは、プチ断食の「基本食」のニンジン・リンゴジュース（108ページ）に、玉ネギ約30gを加えたものです。このジュースをコップ2杯強と、生姜紅茶（134ページ）1〜2杯を朝食とし、昼食は、トロロそばかワカメそばに七味唐辛子や長ネギをたっぷり加えたもの、夕食は和食中心としました。さらに、ダイコンと玉ネギをスライスしてワカメを加えたサラダに、しょう油味ドレッシングをかけて毎日食べるよう、つけ加えました。

玉ネギには血糖降下作用、ワカメには腸から血液への糖分の吸収を妨げる効果があり、山芋やダイコンなどの根菜類は、下肢・腰の冷えやしびれ、精力低下、腎機能低下など、糖尿病に特有な下半身の弱りを改善します。

その後、1カ月に1回、血液検査に来院したJさんは、毎月来院するたびに体重が約1kgずつ減り、HbAIcも1・0%ずつ下がっていき、5カ月後には体重60kg、HbAIcは5・5%と、ともに正常の値になりました。初診時に36・2℃しかなかった体温も、36・7℃にまで上昇しました。

私が指導した療法を行なっている時には、空腹感や口の渇きもあったそうですが、そんな時には黒砂糖入りの生姜紅茶を飲むようにしたので、「基本食」という食事療法に対して、何のつらさも感じなかったそうです。

肝臓病（肝炎・肝硬変）

――みぞおちの冷えは肝臓病の証拠

西洋医学では、「肝臓の細胞はタンパク質でできている。よって、肝臓病の人は良質の動物性タンパク質を多く食べるべし」と、よくいわれます。しかし、ヒトは歯の形から見て本来は穀菜食動物なので、ことさら動物性タンパク質をとる必要はなく、むしろ、タンパク質の多量摂取が肝臓を傷める恐れさえあります。

肝臓病の人は、肝臓が位置する右上腹部からみぞおちの部分が冷たい人が多いものです。これは、肝臓への血流が悪い証拠です。だからこそ、空気中では20分くらいで死滅する肝炎ウイルス（A型、B型、C～G型）などの弱い病原体にも侵されるし、脂肪の燃焼も悪いため脂肪肝になるわけです。

肝臓への負担を抑え、血流をよくして肝臓を強化する方法を次に紹介します。

肝臓病治療の具体策

●腹八分以下の少食を守る。
食べすぎることだけでも、肝臓には負担です。多く食べれば食べるほど、胆汁という消化液を過分に分泌しなければならず、アンモニアなどの有害物もたくさん発生するため、それらを解毒しなければならないからです。

●シジミを重用する。
シジミには、胆汁の排泄や解毒作用を促すオチアミンやタウリンという物質がたくさん含まれ、そのうえ、肝機能を高めるビタミンB_{12}も多く含まれているので、肝臓の強化にはうってつけです。シジミを入れた味噌汁を毎日食べたり、シジミエキスを飲むようにしましょう。

シジミエキスは、水に浸して砂を出したシジミ800gを、水1000㎖とともに鍋に入れ、弱火で煮て、水が半量になったら火を止めて、シジミだけとり出します。

こうしてできたシジミエキスをガーゼでこして、毎食前に50㎖ずつ飲みます。密閉した清潔なビンに入れて冷蔵庫に保存すれば、数日は保存可能です。

なお、アサリにもシジミと同じタウリンが入っているので、アサリの味噌汁で代用してもいいでしょう。その他の魚介類（エビ、カニ、イカ、タコ、貝、牡蠣）にもタウリンが入っているので、積極的に食べましょう。

●生ジュースとしては、ニンジン2本（約400g）、リンゴ1個（約300g）と、強肝作用のあるキャベツまたはセロリ約100gをミックスしたもの（コップ3杯）を飲む。

●腹巻きをして肝臓を温め、肝臓の血流をよくする。

●右上腹部からみぞおちにかけて、1日1～2回の生姜湿布（159ページ）を施す。

肝臓の血流をよくして、肝臓病の治癒を早めることができます。

膀胱炎・腎盂腎炎

下半身の「冷え」が原因

膀胱炎の大半は、肛門のまわりの大腸菌が尿道を逆行し、膀胱に到達するために起こります。西洋医学では、水分をたくさんとって尿量を多くし、菌を洗い流すようにと指導されますが、これは半分正しく、半分は間違いです。

なぜなら、膀胱炎の人の腹部を触診すると、大半の人はヘソより下が冷たく、そこに収まっている膀胱などへの血流が悪いことを示しているからです。膀胱への血流が悪いと、細菌を退治する白血球が膀胱へ供給される量が少ないため、菌の侵入を防げず、膀胱炎の原因につながります。くり返しになりますが、水分をたくさんとると体を冷やし、血流をより悪くする弊害もあるのです。

なお、腎盂腎炎《じんうじんえん》も、細菌が膀胱からさらに上昇していき、腎臓への出口まで到達して起こるものなので、対処法は膀胱炎と同じです。

膀胱炎や腎盂腎炎を治すのに大切なことは、利尿を促すことと、腰から下を温めて、腎・泌尿器系臓器の血行をよくすることです。

腎・泌尿器系の病気を改善に導く具体策

●生姜紅茶（134ページ）を1日に5〜6杯飲み、体を温め、排尿を促す。

●ゆで小豆（187ページ）を1日2回食べる。

●利尿作用があるキュウリを食べる。

ただし、キュウリは南方（インド）原産ですので、体を冷やすというデメリットがあります。それを補うために、ぬか漬けにするといいでしょう。

●利尿作用を有するレタスを煎じて飲む。

レタスの煎じ汁は、600㎖の水を入れた鍋にレタスの葉300gを入れて、弱火で水が半量になるまで煎じたものを、ガーゼか布巾でこして、1日3回に分けて温めて飲みます。

●半身浴（146ページ）をする。
●生姜湿布（159ページ）を下腹部に施す。

痛風

――体温の低い足の親指に激痛が走る

痛風は、細胞の核酸の構成成分であるプリン体の最終代謝物である尿酸が、足の親指の関節をはじめ、あちこちの関節に沈着していき、そこに炎症を起こして腫れが生じる病気です。プリン体は、肉類、モツ類、ビールに多く含まれるので、美食家や酒好きの人によく発生します。

痛風がよく発生する足の親指あたりの体温は、27～28℃しかなく、体の中では一番冷たいところ。そのため、ここで尿酸が固まり、痛風の発作が起こるのですから、痛風も「冷え」の病気といえます。

痛風に効く具体策

●ホウレンソウには尿酸の分解・排泄を促す作用があるので、ゴマ和えなどにして毎日食べる。

●生ジュースとしては、ニンジン2本（約400g）、リンゴ1個（約300g）、セロリまたはキュウリ約100gをミックスしたもの（コップ3杯）を毎日飲む。

セロリには骨、血管、腎臓に沈着している尿酸の沈殿物を溶かす作用があり、キュウリは排尿をよくして尿酸の排泄を促します。

●キャベツとワカメのサラダに黒酢をかけて食べる。

キャベツやワカメは尿をアルカリ性に傾け、尿酸の排泄を促します。黒酢も尿酸の排泄に有効です。

●ウォーキングは、スロー歩き（分速60メートルくらい）で1日30分以上、週3日以上やるといい。

尿酸は、体内のエネルギー代謝が亢進《こうしん》すると大量に産生されます。早歩きをするとエネルギー代謝が高まるので、ゆっくり歩きましょう。

●足浴（148ページ）を1日に1度して足を温め、足の血行をよくする。
●入浴は全身浴の後に半身浴（146ページ）を行ない、発汗と排尿をさせて尿酸の排泄を促す。
●予防としては、生姜風呂（151ページ）で足を温め、発汗・排尿を促して尿酸を排泄する。
●痛みがある部分にキャベツの葉を当てる。
痛風発作が出たら、キャベツの葉にアイロンを当て、葉がしなびてから痛む部分に数枚重ねて貼ると効果があります。

胆石

――腹部が冷えると胆汁が固まりやすくなる

胆石は昔から「3Fの人」に多いといわれます。Fatty（太った）、Forty（40歳代の）、Female（女性）に多いというのです。確かに、女性の多くは下腹部が冷たく、冷えたお腹の中で物が固まりやすい状態にあるといえます。

胆石は、胆汁の成分（コレステロールなど）が固まったもので、その発生はお腹の冷えと大いに関係があります。胆石がある人や心配な人は、お腹を温め、胆汁の流れをよくするために、以下の方法をとるようにしてください。

胆汁の流れをよくする具体策

●エビ、カニ、イカ、タコ、貝、牡蠣などの魚介類を毎日積極的に食べる。

これらの食品には、胆汁の流れをよくするタウリンが含まれています。

●生ジュースとしては、ニンジン2本（約400g）、リンゴ2／3個（約200g）、セロリ約100gをミックスしたもの（コップ2・5杯）を飲む。

セロリには石を溶かす作用があります。なお、ヨーロッパでは、レモン1個のしぼり汁をコップ1杯の湯に注ぎ、1日数回飲むという民間療法もあります。

●胆石発作の痛みには、梅干番茶を飲むと痛みが和らぐことが多い。

湯飲み茶碗に梅干1個の果肉を入れ、すりおろし生姜を適量加えて、熱い番茶を注いで飲みます。

●腹巻きをしてお腹を冷やさないようにする。

できれば、右上腹部にカイロを当てましょう。その際は、カイロをタオルで巻くなどして、くれぐれも低温ヤケドに注意しましょう。

●右上腹部に生姜湿布（１５９ページ）を、毎日、風呂上がりに施す。

腎臓病・尿路結石

――下腹部の筋力が弱い人に起こりやすい病気

腎臓病とひと口にいっても、扁桃腺をくり返し腫らすことからくる腎炎や、糖尿病性の腎症、高血圧性の腎症など、さまざまです。

しかし、原因はどうであれ、腎臓病はヘソより下の筋力が弱い人に起こりやすいものです。このような人は、腎臓病、尿路結石、前立腺の病気など、下腹部に位置する臓器の病気になりやすいのです。したがって、その予防・治療には、下腹部を温めて血行をよくし、排尿量を増やす方法をとることになります。

下腹部を温めて尿の出をよくするための具体策

●ゆで小豆（187ページ）を毎日食べる。

●スイカ糖（アメ）を1日3回、食前にスプーン1杯ずつカップに入れてお湯を注いで飲む。

スイカ糖は、スイカの果肉をしぼり、果汁を鍋に入れて、弱火で焦げつけないようにかき混ぜながらアメ状になるまで煮ます。十分に冷めたら清潔なビンに移し、冷凍庫で保存すると1年は保存がききます。

スイカに限らず、ウリ科の植物には利尿効果があります。ウリ科の食品は体を冷やすので、このように煮ることで、その心配も解消できるのです。

●腎臓病に効くソラマメの皮を煮つめたソラマメエキスを1日3回、スプーン1杯ずつ飲む。

ソラマメエキスは、ソラマメの皮100gを鍋に入れ、黒砂糖100g、水1ℓを加えて弱火にかけ、半量になるまで煮詰め、煮詰まったら、その汁をガーゼでこして飲みます。

●山芋やゴボウは腎機能を高めるので、麦トロやトロロそば、きんぴらゴボウを毎日食べる。

●半身浴（146ページ）や足浴（148ページ）を毎日行なう。

●腹這いになり、腎臓のある場所（腰の部分）に、生姜湿布（159ページ）を1日2〜3回施す。

狭心症・心筋梗塞

―下半身の衰えから生じる病気

狭心症は、心臓の筋肉に栄養分を供給している血管（冠動脈）が、動脈硬化で狭く細くなり、心筋への栄養や酸素が十分に供給されない時（運動や労働時、食事中や食後、ストレスが続いた時など）に生じる胸痛です。

心筋梗塞は、細くなった冠動脈に血栓がつまり、それより先への血流が途絶え、心筋が壊死《えし》すると起こります。痛みは胸骨下部から左前胸部に起こることが多いのですが、左肩・左手・アゴに痛みが放散することもあります。痛みが15分以上続く場合は心筋梗塞の疑いがあるので、すぐに病院に行きましょう。

一般的に、心臓が全身へ血液を送り出し、全身の血液を引き戻していると思われていますが、実は心臓にはそんな力はありません。筋肉（特に下肢）を動かすことにより、筋肉が収縮と弛緩をくり返すことで、筋肉の中を走っている血管が収縮、拡張して血液の流れをよくし、心臓の働きを助けているのです。

また、足の裏は「第2の心臓」といわれるように、心臓から全身へ押し出された血液の流れは、足裏を折り返し点として全身をめぐっています。そのため、歩いて足の裏を刺激すると血流がよくなり、心臓の働きを助けることになります。

狭心症や心筋梗塞は、実は下半身の病気ともいえますので、予防・改善も下半身を鍛えることが重要になります。

狭心症・心筋梗塞の予防・治療の具体策

●魚介類をしっかりとる。

肉、卵、牛乳、バターなど、欧米食のとりすぎは動脈硬化を促進するので、少なめにします。魚や魚介類に多く含まれるＥＰＡ、ＤＨＡなどの油やタウリンは、動脈硬化や血栓を予防してくれます。

特に牡蠣は、タウリンを多く含み、血栓（心筋梗塞）の予防・改善に役立つばかりでなく、心筋の力を強め、冠動脈の攣縮《れんしゅく》を防ぐ働きをします。

●ラッキョウを毎日3～5粒食べる。

ラッキョウをはじめ、ニラ、ニンニク、ネギ類などは、冠動脈を拡張して血行をよくし、豊富なビタミンB_1で心筋の働きも強くしてくれます。

●卵醤（１３８ページ）を2日に1回とる。

●生ジュースとしては、ニンジン2本（約４００ｇ）、リンゴ2／3個（約２００ｇ）、玉ネギ約20ｇをミックスしたもの（コップ2杯強）を飲む。

●週3～4回、とてもゆっくりのウォーキング（毎分40ｍの速度からはじめる）を1回につき30分やる。

ガン

——大半は冷え・過食・欧米食が原因

第1章でも述べたように、ガンは熱に弱く、逆に体を冷やすとかかりやすくなりますので、ガン予防や治療には、体熱を上げることが肝要です。

また、太った満腹ネズミは、やせたネズミより数倍ガンにかかりやすいという研究報告が数多く存在することから、太った人にはガンが多いと考えられます。過食や肥満を防ぐことも、予防・治療にとって重要です。

さらに、1960年以降のガンの変遷をみると、肉、卵、牛乳、バターなどに代表される欧米食が、ガンの型を欧米化させ、ガン増加の要因になっているので、和食中心の食事がベターといえます。

ガンの予防・治療のための具体策

●食事は昼と夜の1日2食にし、朝はニンジン・リンゴジュース（108ページ）と生姜紅茶（134ページ）だけにする。

ガンに罹患《りかん》している人や、再発・転移が心配な人は、ニンジン２本（約400g）、リンゴ１個（約300g）、キャベツ約100gをミックスした生ジュース（コップ３杯）を朝食代わりに飲むのもいいでしょう。

●主食は玄米に。白米なら黒ゴマ塩（187ページ）をふりかけて、ひと口50回以上噛んで食べる。

●副食には、梅干、ダイコンおろし、ひじきの炒め物を必ず添え、さらに野菜、豆、魚介類のおかずも1〜2品添える。

●体力の許す範囲でウォーキング、入浴、サウナなどで体を温める。

●患部に生姜湿布（159ページ）をする。

●趣味に打ち込むなど、体を温め、気分をよくすることによって、ガン細胞をやっつけるNK（ナチュラルキラー）細胞の働きを促進するようにする。

「スペシャル温熱法」で大腸ガンを克服

Sさん（50歳・男性）は身長165cm、体重75kg。10年ほど前、毎日猛烈な忙しさが続いた頃に、何とも表現しがたい腰の鈍痛に見舞われ、翌朝に血便が出たため、近くの病院を受診したところ大腸ガンと診断されました。

検査を受けた病院で、内視鏡ではとれないほど大きく、しかも、かなり下のほうにあるので、人工肛門をつけることになる、と宣告されたのですが、「どうしても手術を受けたくない」と考えたSさんは、種々の自然療法の本を読み自己流の自然療法を開始しました。

毎日のニンジン・リンゴジュースにキャベツとアロエを加え、朝食代わりにコップ3杯を愛飲。昼と夕は、主食として小豆を入れた玄米をよく噛んで食べ、副食は野菜と豆と海藻を中心に、時々魚介類を食べる自然食を徹底しました。

また、毎日小一時間の散歩に加え、スペシャル温熱法というべき遠赤外線サウナに1日30分以上入り、お腹に温灸をすることも続けられました。

私は、家庭医的にSさんの相談を受けていますが、今では私も安心するほどの健康状態を保っており、むろん、人工肛門とも無縁です。

ガンの宣告を受けてから10年以上を経過したSさんは、今も独自の療法を続けて、仕事に趣味に、充実した毎日を送っておられます。

【参考文献】
『「体を温める」と必ず病気は治る』　石原結實（三笠書房）
『家庭でできる断食養生術』　石原結實（PHPエル新書）
『完全版　血液をサラサラにする食べ方テキスト』　石原結實（青堂）
『どんな病気も“冷え”を治せばいい』　石原結實（青春出版社）
『病は“冷え”から』　石原結實（光文社）
『高血圧治療ガイドライン2000年版』（日本高血圧学会）

どんな病気も「温めれば治る!」

石原《いしはら》結實《ゆうみ》

●――二〇〇三年十一月七日　初版発行
二〇〇七年　九　月十日　十五版発行

発行者――栗原幹夫
発行所――KKベストセラーズ
〒一七〇―八四五七
東京都豊島区南大塚二―二九―七
電話〇三―五九七六―九一二一(代表)
振替〇〇一八〇―六―一〇三〇八三
http://www.kk-bestsellers.com/

印刷所――凸版印刷　製本所――明泉堂

●――落丁・乱丁本はお取替えいたします。
定価はカバーに明記してあります。

Printed in Japan ISBN978-4-584-30790-8

WANIBUNKO

30790